李延芳
针灸医案精选

主　编：李延芳　耿　惠　李利军

副主编：周海平　马登斌　于　波　王素兰　殷春萍　贾小红

编　委（按姓氏笔画排序）

马卫晋　王　莉　王瑞杰　牛荣荣　白金尚　齐建兴

李　磊　杨杰科　赵学成　姚　瑶　曹炎培　梁　斌

蔡红英　薛素芬

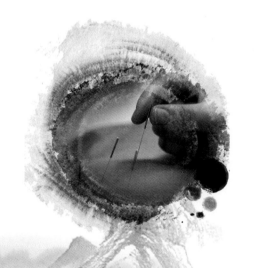

人民卫生出版社
·北京·

图书在版编目（CIP）数据

李延芳针灸医案精选 / 李延芳，耿惠，李利军主编.—北京：人民卫生出版社，2021. 3

ISBN 978-7-117-31352-0

Ⅰ.①李… Ⅱ.①李… ②耿… ③李… Ⅲ.①针灸疗法-医案-中国-现代 Ⅳ.①R246

中国版本图书馆 CIP 数据核字（2021）第 040668 号

人卫智网 www.ipmph.com	医学教育、学术、考试、健康，购书智慧智能综合服务平台	
人卫官网 www.pmph.com	人卫官方资讯发布平台	

李延芳针灸医案精选
Li Yanfang Zhenjiu Yian Jingxuan

主　　编：李延芳　耿　惠　李利军

出版发行：人民卫生出版社（中继线 010-59780011）

地　　址：北京市朝阳区潘家园南里 19 号

邮　　编：100021

E - mail：pmph @ pmph.com

购书热线：010-59787592　010-59787584　010-65264830

印　　刷：北京铭成印刷有限公司

经　　销：新华书店

开　　本：710 × 1000　1/16　印张：14　插页：8

字　　数：146 千字

版　　次：2021 年 3 月第 1 版

印　　次：2021 年 3 月第 1 次印刷

标准书号：ISBN 978-7-117-31352-0

定　　价：60.00 元

打击盗版举报电话：010-59787491　E-mail：WQ @ pmph.com

质量问题联系电话：010-59787234　E-mail：zhiliang @ pmph.com

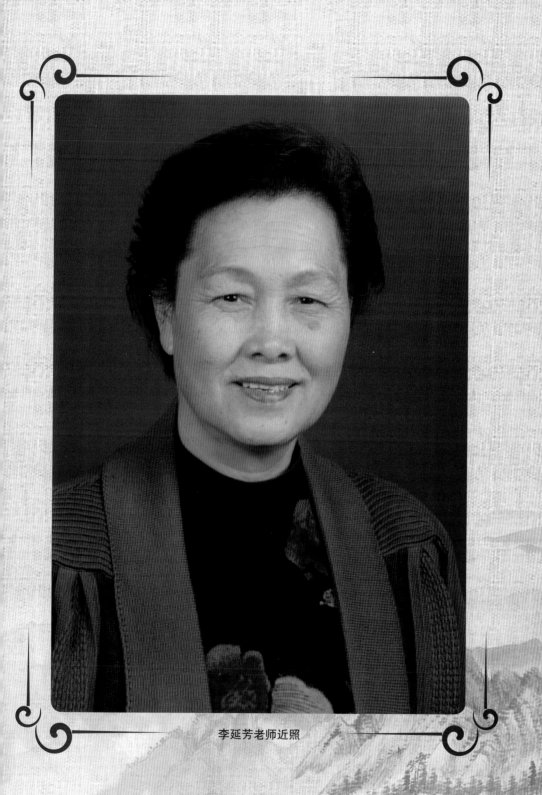

李延芳老师近照

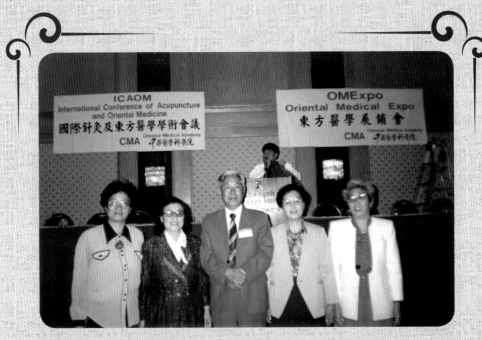

1993年在美国讲学时与世界针灸学会联合会原主席王雪苔合影
（右二为李延芳老师）

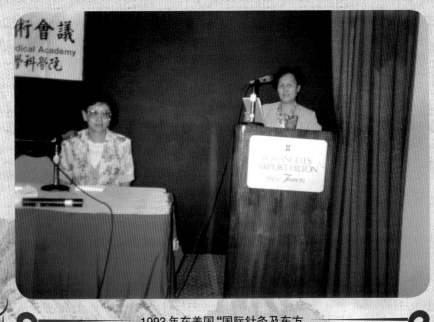

1993年在美国"国际针灸及东方
医学学术会议"上做学术报告

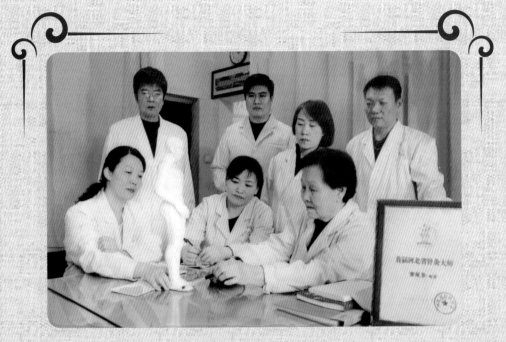

李延芳老师在传承工作室带教

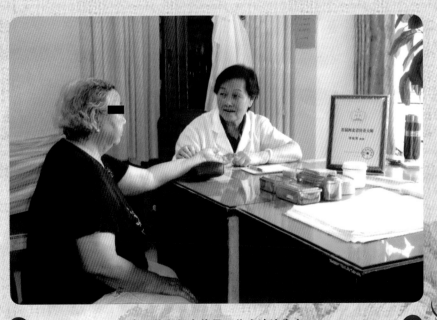

李延芳老师在传承工作室诊治患者

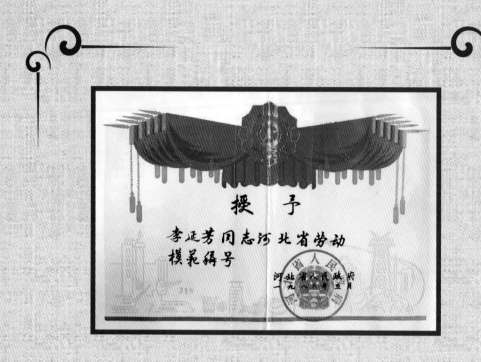

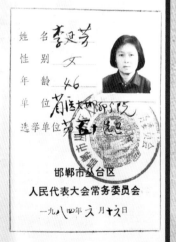

李延芳老师获得的部分荣誉证书

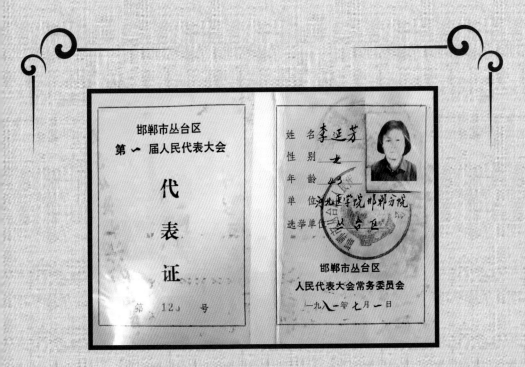

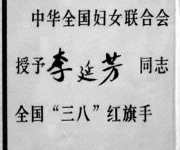

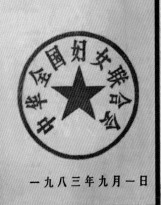

李延芳老师获得的部分荣誉证书

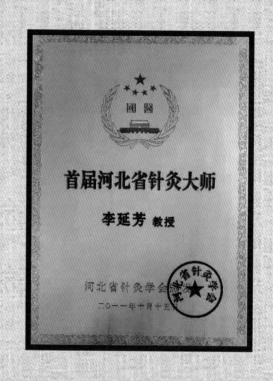

首届河北省针灸大师

李延芳 教授

河北省针灸学会
二〇一一年十月十五

授予：李延芳

大医精诚·终身成就奖

邯郸市首个"中国医师节"组委会
邯郸市卫生健康委员会
2018年8月19日

李延芳老师获得的部分荣誉证书

奖 励 证 书

编号：2009202

为表彰 二〇〇九 年荣获河北省中医药学会科学技术奖的科技工作者，特颁此证，以资鼓励。

受奖者　　李延芳

第壹完成人

受奖项目　浅刺多穴针法治疗新生儿臂丛神经麻痹的研究

受奖级别　　二等奖

河北省中医药学会
2010 年 4 月 26 日

全国老中医药专家学术经验继承指导老师

荣 誉 证 书

李延芳 同志于 1997 年 １ 月被确定为全国老中医药专家学术经验继承指导老师，为培养中医药人才做出了贡献，特发此证。

证书编号：S7054

二〇〇〇年十二月三十一日

李延芳老师获得的部分荣誉证书

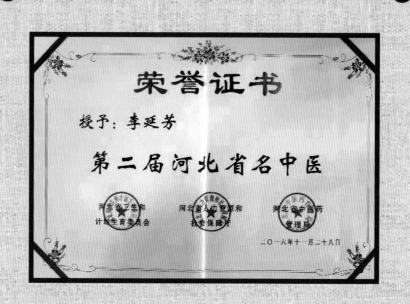

荣誉证书

授予：李延芳

第二届河北省名中医

河北省卫生和
计划生育委员会

河北省人力资源和
社会保障厅

河北省中医药
管理局

二〇一六年十一月二十八日

河北省第二批中医药专家学术经验继承指导老师

荣誉证书

李延芳 同志于2003年9月被确定为第二批河北省中医药专家学术经验和技术专长指导老师，为培养中医药人才做出了贡献，特发此证。

河北省人事厅

河北省卫生厅

河北省中医药管理局

证书编号：HEBBZDLS0207032

二〇〇七年九月

李延芳老师获得的部分荣誉证书

全国老中医药专家学术经验继承指导老师

证 书

李延芳 同志于 2012 年 6 月被确定为第五批全国老中医药专家学术经验继承指导老师，为培养中医药人才做出贡献，特授此证。

证书编号：ZDLS201603008　　　　二〇一六年十一月十六日

全国老中医药专家学术经验继承指导老师

证 书

李延芳 同志于 2008 年 8 月被确定为第四批全国老中医药专家学术经验继承指导老师，为培养中医药人才做出了贡献，特发此证。

证书编号：ZDLS201203072　　　　二〇一二年九月四日

李延芳老师获得的部分荣誉证书

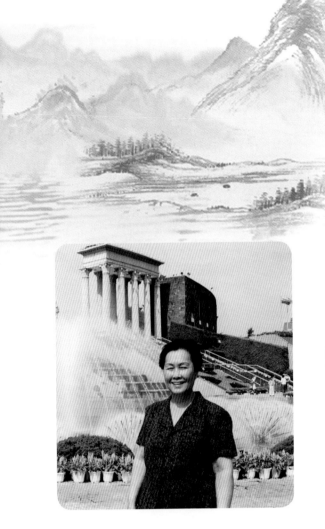

李延芳
简介

  李延芳，女，1938年生，河北肥乡人，中共党员，主任中医师，天津中医药大学师承博士生导师。第二、四、五批全国老中医药专家学术经验继承工作指导老师，河北省第二、五批中医药专家学术经验继承指导老师。第四批全国中医（临床、基础）优秀人才研修项目指导老师，河北省第四批中医临床优秀人才研修项目指导老师。首届河北省针灸大师，河北省名中医，邯郸市名中医。于2011年和2018年在邯郸市中医院分别成立了李延芳全国和河北省名老中医药专家传承工作室。

李老出身医学世家，自幼随父学医。1958年毕业于河北省中医学校，毕业后留本校附属医院从事中医针灸工作，师从河北省著名中医针灸专家王宗禹、刘峙南、孙可兴。1974年调入河北医学院邯郸分院（现河北工程大学医学部），分别创建了该校附属医院针灸科和原中医针灸门诊部，历任针灸科主任，中医系副主任、党支部书记，中医针灸门诊部主任、党支部书记和附属医院副院长等职。

曾担任河北省针灸学会理事及针灸学会针法灸法专业委员会副主任委员，邯郸市中医药学会副会长，邯郸市针灸学会主任委员，被聘为中国针灸专家讲师团教授。

多次荣获全国"三八"红旗手、河北省"三八"红旗手、河北省劳动模范、河北省优秀共产党员等荣誉称号，被邯郸市卫生健康委员会授予"大医精诚·终身成就奖"。

在60余年的中医针灸医疗、教学、科研实践中，积累了丰富的经验，形成了独特的学术思想和针法特点，主要有针灸中气法、轻柔浅刺法、多经多穴治痿证法、针下调气法、浅刺疾出法等。

在国家级和省级刊物上发表论文30余篇；主持科研课题多项，并获得省市科技进步奖，其中"多经多穴治疗小儿麻痹症"的科研项目得到了世界针灸学会联合会原主席王雪苔和国医大师程莘农、贺普仁的高度赞誉。主编、参编论著10部。

重视国内外学术交流，多次参加国内国际学术研讨会，举办中外学者学术讲座，受到各国同行专家的好评，为中医针灸走向世界作出了贡献。

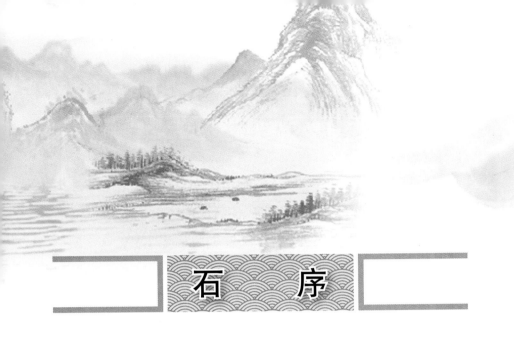

石　序

　　燕赵大地，名医辈出。扁鹊之术，誉满医界；东垣守中，影响深远。金元肥乡窦汉卿，政医通达，成元代针灸流派的代表性人物。

　　出生于肥乡的河北针灸大师李延芳，为第二、四、五批全国老中医药专家学术经验继承工作指导老师。李延芳自幼随父学医，弱冠之年即独立行医于乡里，小有名气。20世纪50年代于河北省中医学校深造，毕业后留校工作学习16载，悉得河北针灸名家刘峙南、王宗禹、孙可兴等诸师真传。

　　李延芳临床工作60余载，勤求古训，博采众长，师于古而验于今，无限热爱中医针灸事业，精心钻研，一丝不苟，精益求精，堪称大医，被群众誉为"信得过的好医生"。

　　李延芳十分重视理论与实践结合，不但积累了丰富的临床经验，在理论上也有许多独到见解。她在临床擅长经络辨证与针刺调气，注重针灸补泻、针刺得气与气至病所；针刺手法，尊古创新，巧妙灵活运用"多经多穴""浅刺多穴""单穴妙用""轻柔浅刺""闪罐透穴"及针灸"中气法""调气法"，效如桴鼓。尤其是针灸中气法，被广泛用于各科病症中，该方法重视后天之本的固护，重视固护正气、提升机体自我调节能力，尤其在治疗自身免疫性疾病中常收到意外之效。

针灸是中医文化中的精华，中医走向世界，针灸更是排头兵，针灸是真正精深微妙的国粹。李延芳携弟子及学生整理其60余年经验，编辑整理成册，对其学术思想及医案等分类整理，加以按语，条分缕析，纲举目张，是其验方绝技及临床思想的再现，可为后来之有志于针灸者，指引方向，我赞其人之端正，其术之精湛，其愿之宏远，乐而为序。

中国工程院院士、国医大师

石学敏

2020 年 10 月 22 日

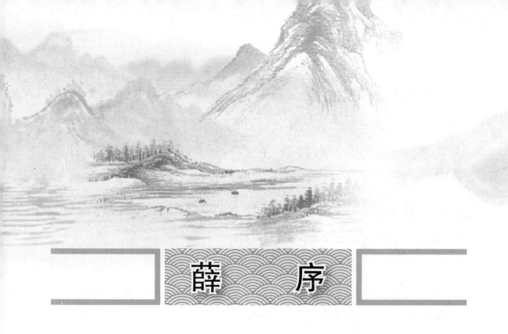

薛　序

　　邯郸是吾第二故乡，此历史古城，余目睹其中医药事业往昔筚路蓝缕，如今繁荣昌盛，妙手云集，名医璀璨。"拘于鬼神者，不可与言至德。恶于针石者，不可与言至巧。"针道精微，易学而难精。今见李延芳先生针灸新著，甚是欣慰。

　　李延芳先生，河北肥乡人，全国名老中医，首届河北省针灸大师。自幼随父学医，矢志岐黄，从众名师，聪颖勤奋，德术日进。如今从事中医针灸临床医疗、教学、科研已60余载，在前贤的基础上结合自己多年临床经验，形成了独特针法。《素问·阴阳应象大论》曰："善用针者，从阴引阳，从阳引阴"，李延芳先生善调阴阳，治病求本；应用针灸中气法，根植中气，旁及五脏，斡旋气机，广泛应用于多种急慢性病症，效果颇佳；独创"多经多穴治痿证法"，取穴阴阳相配，经络互补，使众多疑难痿证患者受益；"轻柔浅刺法""针下调气法"，为婴幼小儿及体质虚弱者之福音，从"肺"论治之病症亦均可以采用；"知为针者信其左，不知为针者信其右"，倡双手进针法，更减患者之痛苦与恐惧。

药王孙真人谓："汤药攻其内，针灸攻其外，则病无所逃矣"。1975年，我任广安门医院赤脚医生大专班主任兼中医主讲老师，赴邯郸野河医疗队，在农村医疗队治病期间，均针药并用，尤其基层药品贫乏，针灸救急祛病，功不可没。李延芳先生十分重视针药并用，遵孙真人"知针知药，固是良医"之训，以人为本，灵活处置，不愧良医。

医者仁心，李延芳先生淡泊名利，济世活人，医术精湛，不论贫富高低、男女老幼一视同仁，精心治疗，深受患者赞许，慕名而来者众多，患者遍及全国各地。

李延芳先生如今虽耄耋之年，仍坚持临床诊疗带教，传道授惑，培养后学，提出了"技术 - 传承 - 效果"的"传承三步法"带教模式，在此模式下构成了技术融合、进步与创新体系。经几十年的传承带教，至2011年成立"李延芳全国名老中医药专家传承工作室"，已培养学生数百名，为中医针灸事业发展，做出了不懈的努力。

邯郸肥乡，元有针灸大师窦汉卿《针经指南》，今有李延芳先生《李延芳针灸医案精选》。此书为其毕生经验总结，重实践，不尚空谈，有理论，探赜索隐。荐诸同道，乐而为序。

国医大师

薛伯寿

2020年11月6日

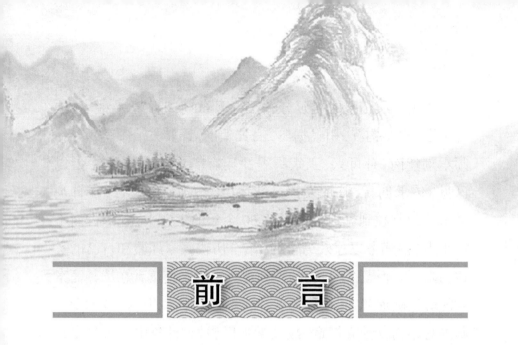

前　言

　　本书系《李延芳50年针灸临证集验》(人民卫生出版社，2015年出版)的姊妹篇，前书主要以李延芳针灸学术思想、技术专长、验方验案及门人传承等内容为主，本书则从医案角度集中展示了李延芳针灸学术思想和技术专长的实际应用，所选医案内容丰富、年度跨度大，医案囊括内、外、妇、儿、五官、骨伤等科多病种，其中疑难重症比比皆是。在整理医案中我们发现，几十年前形成的临证经验技术依然可以指导当前临床，如早在20世纪六七十年代因为治疗脊髓灰质炎后遗症创立的"多经多穴治痿证法"，当前可以用于吉兰-巴雷综合征、臂丛神经损伤、腓总神经损伤、麻痹性臂丛神经炎等痿证的治疗，仍然取得了良好的疗效。传承6代的"针灸中气法"斡旋中焦，交通心肾，调达肝肺，深刻诠释了"中气"在人体生理、病理中的作用，充分体现了"异病同治"的中医理论。该书精选的李延芳临床医案，有的重在辨证，有的重在组方，有的重在手法……可以说从不同角度反映了李延芳教授的学术精华。因此，可以说该书既有学术高度，又有实用价值。

本书翔实记录了李延芳教授行医 60 余年的学术精华,内容丰富,提要钩沉,引经据典,明其理论,详其方治。李延芳在师承刘峙南、孙可兴、王宗禹等针灸前辈大家的基础上,参以己见,传承创新,临证发挥灵活运用,不拘一家之言,在针灸学术界颇有独到见地。在临证 60 余年的生涯中,她师古而不泥于古,治病务以疗效为目的,结合历代医家经验和自己的实践,创造性地提出了自己的独到观点。为了使读者在读其医案时能够正确理解并运用,笔者特将李延芳学术思想和技术专长归纳总结为一独立篇章,故其学术思想如"针灸中气法""多经多穴治痿证法""轻柔浅刺法""针下调气法"等学术观点贯穿在各案中的应用,是我们学习和研究本书的一条主线,医案中不再一一解读。

该书从规划立项即开始搜集整理李延芳教授的医案,由于涉及病种多、时间跨度大,至统筹出版历时 5 年,其间得到了邯郸市卫生健康委员会及邯郸市中医院领导的关心、支持,人民卫生出版社为本书的出版给予了热忱的帮助和指导,中国工程院院士、国医大师石学敏教授及国医大师薛伯寿教授在百忙中为本书作序,在此一并表示感谢!

本书由李延芳和学术继承人共同整理撰写,由于李延芳诊务繁忙,年事已高,众弟子学识水平和临床经验有限,在整理时难免有遗漏或不妥之处,敬请各位同仁指正,以期再版时加以完善。

编者

2020 年 12 月

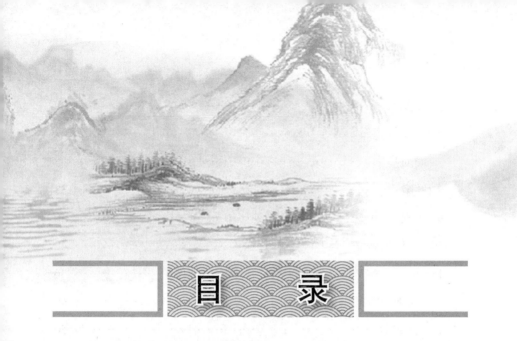

目　　录

第一章　学术思想

第二章　医案精选

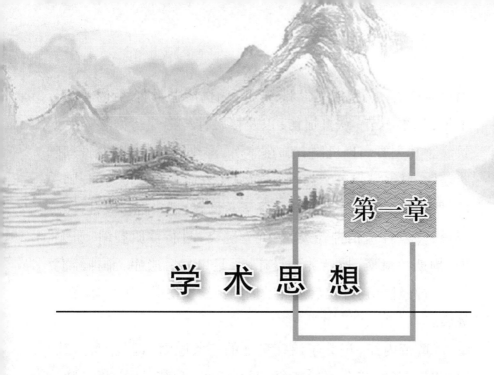

第一章

学 术 思 想

李延芳在临证逾 60 年的生涯中，师古而不泥于古，治病务以疗效为目的，结合历代医家经验和自己的实践，创造性地提出了自己的独到观点，为了使读者在读其医案时能够正确理解并运用，特将李老的学术思想和技术专长归纳、总结，医案中不再一一解读。

一、多经多穴治痿证法

（一）形成渊源

痿证是以肢体筋脉弛缓，痿软无力，甚至不能随意运动，日久出现肌肉萎缩的一种病证。临床以下肢多见，故也称"痿躄"。痿是肢体痿弱不用，"躄"是指下肢软弱无力，不能步履之意。痿证还可表现为眼睑下垂，咀嚼无力，吞咽困难，手握无力，甚至呼吸困难，周身软弱无力等。中医学认为痿证的病因较为复杂。外感温热毒邪、湿邪，内伤情志、饮食劳倦、先天不足、房事不节、跌打损伤，以及接触神经毒性药物等，均可致病。其主要病理机制有肺热津伤、湿热浸淫、脾胃虚弱、肝肾髓枯、脉络瘀阻等，导致肢体筋脉失养而起。病位与肺、脾、肝、肾四脏关系较密切。现代临床常见有：感染性多发性神经根炎、多发性末梢神经炎，急性脊髓炎，进行性肌萎缩、肌无力、周期性瘫痪，肌营养不良症、手足口病后遗症、腓神经损伤、尺神经损伤、外伤后遗症及周围神经损伤引起的肢体瘫痪等病症。

《黄帝内经》记载了治疗痿证的三条原则，即"治痿者独取阳明""各补其荥而通其俞，调其虚实，和其逆顺""筋、脉、骨、肉，各以其时受月"。这些原则不仅适用于临床辨证用药，对于针灸治疗取穴亦具有指导意义。笔者以"多经多穴法"治疗痿证的经验在很大程度上源于对《黄帝内经》上述治疗原则的全面理解，此外，这一经验的形成与早年治疗小儿脊髓灰质炎后遗症的经历关系密切。20世纪60~70年代，在预防工作薄弱的地区脊髓灰质炎后遗症还很多见，当时治疗此病尊崇"治痿者独取阳明"的法则，疗效不够满意，经临床反复探索研究，发现其发病规律具有受麻痹肌肉群广泛而不规则的特点，并非一经独病的特征，甚至在某些重症患者中，十四经的循行路线均可出现症状，尤以太阳经、少阳经、太阴经和阳明经为多见，在《素问·痿论》中心、肝、肺、脾、肾五脏之疾均可致痿的理论启发下，李老师古又不泥于古，并结合"十四经均可受病，肌肉、筋脉、骨骼均可致痿"的临床实践，确立了治痿应辨证、辨病与辨经相结合的治疗观点，并根据受病肌肉群广泛而不规则的特点，进行阴经与阳经相配的选经配穴治疗方法，因此创新性地提出"多经多穴治痿证法"的治疗思路。该法是在 20 世纪 60~70 年代提出的，后历经几十年临证检验，方法日臻成熟和完善，应用范围亦不断扩大，由最初治疗脊髓灰质炎后遗症拓展应用于临床各类痿证，逐渐形成了独具特色的治疗思路。

（二）内容

所谓"多经多穴法"，即治疗痿证时不单取、重取阳明经的腧穴，而是根据患者病情和病变部位，酌情选用少阳经、太阳经以及手、足三阴经的腧穴辨证选经施治。其应用原则在于阴阳相配、数经互补、浅刺多穴。该法在具体治疗中，把经络循行路线和受损的肌肉群结合起来，通过辨证、辨病、选经论治的原则而选取阴经和阳经腧穴相配。例如胃经髀关、解溪配脾经的阴陵泉、三阴交等；胆经的环跳、阳陵泉配肝经的太冲等，起到调节脏腑阴阳气血的平衡，以达到阴平阳秘的目的，从而促进患部功能的修复与恢复。经多年的临床实践验证，该方法比独取、重取阳明经穴或局部取穴，疗效均有较大提高。治疗痿证常取的腧穴有：上肢取肩髃、极泉、曲池、合谷、内关，腹部取上脘、中脘、建里、下脘、水分、肓俞、气海，下肢取髀关、足三里、阴陵泉、阳陵泉、三阴交、太冲等。可根据患者临床症状，灵活配取 2~3 穴，视病情轻重、年龄大小，交替使用。例如手外旋加刺少海、后溪；手内收加刺阳池、阳溪；手腕下垂加刺外关、阿是穴。足内翻者配丘墟、申脉；足尖下垂者配解溪、内庭、公孙；足外翻者配复溜、太溪、商丘等。总之，以上腧穴视病情所需，灵活掌握，也可分组选取。

其内容体现在两个方面：其一，经穴多而不乱，临证所选经穴应视痿证患者麻痹肌肉群沿经络分布的具体路线而定。既要遵循《黄帝内经》之"各补其荣而通其俞"的经旨，在符合辨证的各个不同脏腑经脉中分经取穴；又要时刻注意阴经与阳经相配伍的针刺原则，重点选用具有阴阳表里关系的经脉进行配穴，力求"从阴引阳、从阳引阴"。其二，运用多经多穴法治疗痿证，针刺手法是取效的关键环节。除严格掌握好补虚泻实的原则外，一定要掌握好适当的针刺深浅度与刺激量。临证以浅刺法运用较多。我们认为，多数痿证患者病程漫长，局部肌肉筋脉缺乏气血的荣养，脉络已虚，大多存在正气不足的征象。而浅刺法刺激量轻，就其作用而言，是一种偏补的方法，能够鼓舞人体正气，使肢体低下的功能得以恢复。尤其是对于稚阴稚阳之体的小儿和年老体弱者，即使有实证的证候，手法亦不可过重。同时，治疗痿证，深浅刺法不可偏废，应结合病之深浅、体之强弱、年龄大小，宜深则深，宜浅则浅。总以激发经络气血的运行、恢复神经肌肉的活力为目的。

二、针灸中气法

（一）针灸中气法的由来及含义

针灸中气法是 20 世纪 50 年代河北著名针灸学家刘峙南家传针灸处方之一，不见于针灸文献，也无文字记载，李老曾师从刘老 16 年，尽得刘先生真传，对中气法颇有心得。该法操作较为复杂，但应用范围十分广泛，不单治疗脾胃疾患效若桴鼓，对其他多种急慢性疾患，均可采用以中气法的腧穴为君穴结合辨证来治疗。历代针灸文献虽无相关记载，但该针刺方法与中医学之中焦脾胃理论实属一脉相承。在《临证指南医案》就有"上下交损，当治其中"之说，金元四大家之一李东垣认为"百病皆由脾胃衰而生"，近代施今墨言"临床如遇疑难杂症，要遵慎斋之教，寻脾胃之中"。由此可见，调理脾胃法在诸多疾病治疗中占有重要地位。

此法之"中气"即中焦脾土之气。脾为后天之本，主中央而运四方，化生气血精微而奉养全身。若中土失调，则失其斡旋运化之用，正气已衰，百病乃因之而起。中气法之取穴，皆在中焦，其主要作用为调和中土，以交通心、肺、肝、肾，寓消于补，有扶正祛邪之功，故谓之中气法。脾胃调和，自然水升火降，心肾交泰，生机旺盛，正气充沛，而病邪自去。

（二）中气法的取穴及配伍意义

中气法选穴由上脘、中脘、建里、下脘、水分、天枢（或肓俞）、气海（或阴交）等7穴组成。在取穴时令患者仰卧，先察其腹部有无高低不平之处，何处凹陷，何处隆起，然后以手揉按患者腹部，自上而下，左右两侧均细细揉按，察其何处柔软，何处坚硬，有无压痛，以其独异之处，作为取穴的重点，然后排取其他穴位，各穴的距离要均匀，如硬结或条索状物在脐旁距脐近者取肓俞，远者取天枢，在脐下距脐近者取阴交，远者取气海。如患者腹部无异常现象者，则按固定的尺寸取穴。

中气法之取穴，旨在中焦：上脘、中脘和下脘合称三脘。上脘能开胃之受纳之门，使饮食水谷得以入胃。中脘为胃的募穴,八会穴之腑会,任脉与手少阳、手太阳、足阳明经的交会穴,能和胃理气、通腑化滞、腐熟水谷。下脘乃足太阴、任脉之会,能通调胃肠、益气降逆。3穴相配,使胃之受纳、腐熟之功得以正常发挥。气海位于人身之下焦,能通调任脉,温固下元而助运化之机。天枢为大肠之募穴,有分理水谷之糟粕、消导积滞之功,可使清气上升,浊气下降,腑气得通。建里乃脾胃之气生成之处,可健运脾胃,补养后天。水分可通调水道,使痰湿祛而脾胃强。诸穴相配,共助中焦生化气血,运化水谷。中土得以调和,则浊降清升,上下交通,疾病自消。

（三）中气法的针刺方法

患者取平卧位,采用32号1~1.5寸毫针。进针采用《素问·离合真邪论》呼吸补泻法的补法,待患者呼气时,押手向下压,刺手随即将针捻动,随呼刺入。各穴针刺方向均一致向下(其角度一般以45°~75°为宜),不可偏左或偏右,更不可向上逆刺,针刺的深度宜灵活掌握,使深不致邪,浅须得气,但须做到7穴的针刺角度、深度、方向、针力均要一致,如同一针,方能发挥中气法的作用。这是此法操作的关键。留针时间一般在30分钟,视病情亦可稍长一些,以患者不感疲劳为度。留针时要使患者呼吸舒畅,腹部无任何不适之感。

（四）得气与取气

得气在中气法中至关重要,正如《灵枢·九针十二原》所说:"刺之要,气至而有效""刺之而气不至,无问其数",凡针刺之后,必须针下紧涩,以手弹之动摇,灵活有力,方为气至之征；若针下空虚，以手弹之动摇缓慢无神，是气犹未至，即将针缓缓退至皮层，依上进针法再刺，以候气至。若气始终不至，以手按倒其针，不能自还者，多为难治之症。正如金元时期医家窦汉卿所说："气速至而速效，气迟至而不治"。明代徐凤在《金针赋》中说："气速效速，气迟效迟……生者涩，而死者虚，候之不至，必死无疑。"

取气是为了进一步发挥疗效，若取气不当，则能影响疗效，甚至无效。取气有多少之分和部位之异。取气多少可从针下紧涩程度和针力的大小来区别：一般体力强壮的宜多取气，体质衰弱的要少取气；实证、新病、壮年、体力劳动者要多取气，虚证、久病、老年、小儿、脑力劳动者宜少取气。取气的部位是从针刺的深浅来区别的。《素问·刺要论》说："病有浮沉，刺有浅深，各至其理，无过其道"。凡病在表的要从浅层取气，病在里的要从深层取气，病在半表半里的要深浅适中。若表里同病，宜察其轻重缓急。若表重于里者，则从浅层取气，先治其表，表解然后治里；里重于表者，则从深层取气，先治其里，里解表证亦除，若表不解，再治其表。

（五）补泻与调针

对于中气法的补泻手法，并不是于针刺之前即胸存定见，而是根据针下气至的情况，灵活掌握，察其邪正而行其补泻，正如《灵枢·经始》曰："邪气来也紧而疾，谷气来也徐而和"，若针下过于紧涩，针力过大，即是病邪之气，则宜将针动而伸之，以达到泻其邪的目的；若气虽至而力甚微，则为正气不足，将针推而内之,以达到扶正的目的,但切记补之不可反使其实,泻之不可反使其虚,反实则泻,反虚则补。《灵枢·九针十二原》说:"知机之道者,不可挂以发",此之谓也。

针毕之后,对针进行适当调整,其要求是各穴之针的角度、深浅、方向和针力必须一致如一针,才能发挥中气法的作用,这是中气法的特点和精髓。临床体会:虽然取穴相同,如果各穴之针的角度不等,深浅不齐,方向不一,特别是针力不匀,往往不能起到中气法的良好疗效。

(六)留针

中气法的留针时间一般在30分钟以上,多至1~2小时,具体应以患者不感疲劳为度,留针时要使患者呼吸舒畅,腹部无任何不适之感,转侧自如。如果患者不敢深呼吸,深呼吸则腹中痛或感呼吸困难或腹部有沉重压迫感等现象,即将针一左一右缓缓捻动,使针下微松,则不适症状自除,如不除者即将针微微提取少许,自无不除,但应注意以不可脱气为原则,否则宜将针提至皮层重新刺入。

(七)中气法的临床应用

归纳起来,针灸中气法具有调气、和血、通里、祛寒、清热、消导、升清降浊、解郁、和中等诸多效能。临床可应用于很多种急、慢性疾患,例如:治疗水肿患者,可应用中气法培土治水;治疗小儿发育不良,除补肾养先天外,还可利用中气法健脾和胃以补养后天,等等。需要指出,中气法临证具体运用时尚有主次之分,例如,可用其作为"主穴"治疗膈肌痉挛（呃逆）、小儿消化不良、胃脘胀痛等疾病，亦可作为"配穴"治疗中风后遗症、失眠症等疾病。

三、倡双手进针法

我们临床在进行针刺时，一般强调双手协同操作，紧密配合。早在《灵枢·九针十二原》就曾指出："右主推之，左持而御之"，意为右手将针刺入穴位时，左手要同时配合加以辅助，即右为"刺手"，左为"押手"。《难经·七十八难》做了进一步阐述："知为针者信其左，不知为针者信其右。当刺之时，必先以左手压按所针荥输之处，弹而努之，爪而下之，其气之来如动脉之状，顺针而刺之。"意在指出懂得针术的人重视左手（押手）的作用，而不懂得针术的人只信赖右手（刺手）的作用。

我们认为，为使进针时最大限度地减轻疼痛感，押手的协同配合至关重要。在进针的时候，一定要先用押手按压所要针刺之处，以便宣导气行，使刺手所持之针能够顺利刺入。即《标幽赋》所云："左手重而多按，欲令气散；右手轻而徐入，不痛之因"。此外，押手对于了解肌肉丰厚和孔隙的大小、指感的位置，进而确定进针的方向和深浅，均具有重要意义。在具体针刺操作时，押手的配合动作主要包括指切、夹持、舒张、提捏等手法。

我们在长期的临床实践中，对押手的作用体会颇深。认为在定穴、进针、候气、催气、得气、补泻、出针等整个针刺过程中，押手的配合作用均是不可或缺的环节。

四、针下调气

针灸取得疗效的关键在于"得气"，而"得气"的最佳状态为"气至病所"。总结如下：

（一）得气

针刺的基本原则是"针刺以气为要，治则气至病所"。针下调气是针灸的精髓，调气是针刺得气与气至病所的前提，得气是经气调动气至病所的前提，得气如何乃是针灸取效与否的关键。得气的概念首见于《黄帝内经》，所谓得气，是指针刺腧穴或一定的部位时，患者会产生酸、麻、胀、重等感觉。得气与否，可以通过医者与患者而感知。就医者而言，窦汉卿在《标幽赋》中提到："轻滑慢而未来，沉涩紧而已至……气之至也，如鱼吞钩饵之沉浮；气未至也，如闲处幽堂之深邃。"生动描绘了针下得气与否的医者指感。就患者而言，《素问·针解》曰："刺虚则实之者，针下热也，气实乃热也；满而泄之者，针下寒也，气虚乃寒也。"这里针下产生的寒热感觉变化，同样是一种气至的反应，它是通过患者表现出来的，其他如酸、麻、胀，也只有依靠患者的陈述才能了解。针刺得气是取效的关键，是机体正气充足的表现，得气的情况也反映了患者预后的好坏。《灵枢·九针十二原》就指出："刺之要，气至而有效。效之信，若风之吹云，明乎若见苍天。"《标幽赋》亦云："气速效速，气迟效迟""气速至而速效，气迟至而不治"。临床证明，得气迅速，疗效较好；得气缓慢，疗效较差；如无得气，一般无效。若能气至病所，则疗效更佳。

结合临床实践,将影响"得气"的因素总结为以下几点:

1. 取穴不准　在针刺过程中,取穴为首要环节,若取穴不准,针刺角度稍有偏差,则得气难,疗效亦差。

2. 针刺深浅无度　在针刺过程中,正确掌握针刺的深度,是增强针感、提高疗效、防止意外发生的重要环节。每一腧穴针刺时都有一定的深度,刺之过深或过浅,均会影响得气的产生。

3. 体弱病久正虚　病情久,正气虚,甚至脏腑功能衰退,以致经气不足,刺之则得气较难。

4. 针刺者手法欠熟练　熟练的手法是针刺得气产生的主要因素之一。若手法不熟,不仅难以得气,往往还会给患者带来不必要的痛苦。

5. 因其他病理因素致局部感觉迟钝　得气的快慢、弱强与机体的功能及神经系统的反射关系非常密切。某些病理因素导致局部功能及神经系统反应迟钝,常影响得气效果。

(二) 针下调气

针下调气是我们学术思想的精华,是针灸临床能否取效的关键。施针之时,如未得气,当调气以使得气;既已得气,当调气以祛邪和气。何以言此? 未得气者,多由年老体弱,正气虚损;或久病体虚,正不抗邪,如此当留针候气、缓捻催气,待气至针下,利用手法扶正祛邪,补虚泻实,调气者也。已得气者,当分邪正,利用手法祛邪固正,使针下之气从容和缓,调气者也。凡刺之后,如何识别针下之气属邪属正,我们遵循《灵枢·终始》所说:"邪气来也紧而疾,谷气来也徐而和"。当针刺入机体后,如由于病邪的侵袭,针下紧急而涩,此为邪气无疑,术者利用提插捻转、补虚泻实诸手法,使针下之气不紧不松,不吸不顶,不急不涩,乃徐徐从容和缓如棉,即所谓"谷气来也徐而和"的经气来复现象,如此即达到针下调气、邪去正复的目的,其原理早在陆渊雷《伤寒论今释》中得以阐述:"利用正气以治病,为中医治疗法之大本。"

(三)气至病所

"气至病所"是指在针刺时施以一定调气手法,使针感循经感传直达病所。语出窦汉卿《针经指南》。关于"气至",历代多有阐述,如《灵枢·九针十二原》云:"刺之要,气至而有效。"《标幽赋》指出:"气速至而效速,气迟至而不治。"杨继洲在《针灸大成》为《标幽赋》作注说:"凡病热者,先使气至病所。"可见,前人对针感直达病所已有足够的认识。

"气至病所"广义上包括两层含义。其一是指气至针下,即针刺后运用手法使针下产生涩滞、沉重感,即局部得气;其二是指针感沿着一定方向上下往来,甚至达到病变所在,实为一种较强的针感。临证在运用"循经远取"治病时,既要做到气至针下,又要实现气至病所,才能提高疗效。

临床"气至病所"的实现,有 3 个必要前提。其一,必须明确经络辨证,再根据"经脉所通,主治所及"的原则正确选取经穴,使病、经、穴三者吻合;其二,熟练的针法亦是"气至病所"的关键,行针时应以针尖指向病所为原则,控制好针刺深度与角度;其三,针刺过程中,医者的"治神"与患者的"守神"亦十分关键,正如《黄帝内经》所云:"凡刺之法,先必本于神"。医者处于主导地位,可以通过调理自身的精神进而在针刺过程中影响患者的精神状态,通过注视患者双目,以己之神,摄制患者之神,使其放松,引导患者将注意力集中于针刺部位,使经气易于运行，利于气至病所。此外，运用押手从深浅、方向方面进行调整，通过"催气"亦可使"气至病所"。

五、轻柔浅刺法

"轻柔浅刺针法"是我们的代表针法之一，理论源于《灵枢·官针》："毛刺者，刺浮痹皮肤也""半刺者，浅内而疾发针，无针伤肉，如拔毛状，以取皮气，此肺之应也"。可见《黄帝内经》"毛刺"和"半刺"主要用于治疗疾病的早期或浅表状态，用此针法更重视的是双手进针和针下调气，通过针下调气和浅刺应肺，发挥肺主气、朝百脉的功能来调整气血失衡，达到治疗目的。"轻柔浅刺针法"除了常用于疾病早期和婴幼小儿及体质虚弱者外，凡是需要从"肺"入手治疗的病症均可采纳。该法是我们临证多年根据临床实际情况总结而来的，与常见于文献的"浅刺法"并不完全相同，包括"轻柔浅刺"和"轻柔点刺疾出"两种手法。

（一）轻柔浅刺

"轻柔浅刺"以讲究手法轻柔而刺浅、刺激量小、留针期间不捻针，以静候气、由阴引阳为特点。进针时采用双手进针，左手辅助右手轻柔缓慢进针，刺入皮下1分左右，再行以针下调气，以针下不空、不紧、不滞为目的。临床常用于老人体虚或久病体弱之人，此类患者体质较弱，如果针刺手法重或再辅以行针催气，往往正气难以相应，出现针后身体不适、疗效不佳，甚至病情加重的不良反应；而采用轻柔手法以静候气，以阴候阳，扶正祛邪，祛邪而不伤正，因此临床常见一些患者于他处久针未愈，而改用此针法后往往应手而愈。

（二）轻柔点刺疾出

"轻柔点刺疾出"是采用双手进针法，要求进针快、出针快，刺入皮下1~2分，旋即出针并以左手按压针孔。该法以针刺浅，手法快，旋即出针而不留针为特点。点刺、疾出能振奋经络之气，调畅血脉，由阳达阴，蕴含阴阳互化之理是其特点。该法是根据小儿的特殊体质所设，是专门为婴幼小儿所设的常用针法，亦可用于不能配合者。中医认为小儿脏腑娇嫩，形气未充，正如《灵枢·逆顺肥瘦》所说："婴儿者，其肉脆，血少气弱，刺此者，以毫刺，浅刺而疾拔针"。《小儿药证直诀》："五脏六腑，成而未全……全而未壮。"均说明了小儿为稚阴稚阳之体，气血待充，筋脉待长，故在治疗中取穴应采用少而精的原则，在针刺手法上应采用轻柔、浅（点）刺、疾出为法则。其中手法要轻柔，针刺要浅。如刺激量过重或针刺手法不当，不仅损伤患儿正气，患儿还会因针刺痛苦而哭闹不止，难以配合而影响疗效。点刺法，手法轻、刺入浅、出针快、疗效高，既能达到以针调气的目的，又能将痛苦减少到最小，临床针刺时，有的患儿毫无哭闹痛苦表现，甚至睡眠中的患儿针毕后依然静睡，堪为一绝。因此，婴幼儿针刺之时，除抢救昏迷等特殊情况外，万不可重刺、强刺。该法手法轻，取穴少，验之临床，屡屡获效，确属经验之谈。究其机制，浅刺皮肤一定的腧穴内应肺气，通过肺朝百脉来调整气血；另外，浅刺可通过皮部 - 孙脉 - 络脉 - 经脉这一由外向内的途径，以疏通经络、调整脏腑的功能而达到治疗目的。

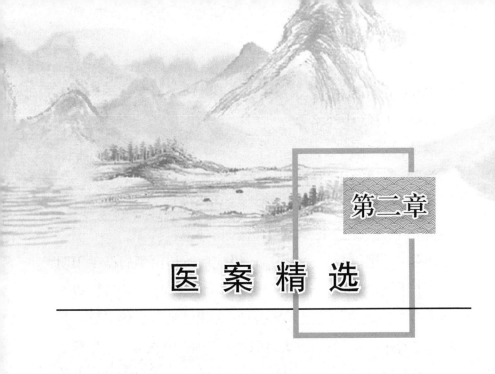

第二章

医案精选

一、内科病证

1. 中风

案1：李某，女，50岁，于2014年11月5日初诊。

主诉：右侧半身不遂1周。

现病史：患者于1周前情绪激动，突然语言不清，旋即右半身瘫痪，当时无头痛、呕吐、便尿失禁及意识障碍。于神经内科诊断为"脑梗死"。经西医降颅压、脱水等治疗，病情平稳，为求进一步诊治来诊。

现主证：右侧肢体活动不利，语言謇涩，饮食尚可，二便调。

查体：额纹对称，右侧鼻唇沟浅，口角左歪，右上肢抬举无力，肌力Ⅱ级，右手可握，伸展困难；右下肢肌力Ⅲ级，针刺觉减退，右侧巴宾斯基征阳性。舌质淡红，苔白稍腻，脉象弦滑。

血压 150/110mmHg。

诊断：中风（中经络）。

辨证：风痰阻络。

治则：涤痰活血，祛风通络。

处方：针取右侧天鼎、肩髃、手三里、曲池、外关、合谷、环跳、解溪、悬钟、足三里、太冲、阳陵泉、丰隆。

操作：针用提插泻法刺天鼎，得气后感传由颈肩循手阳明经，过肘、腕抵拇、示 2 指，不留针；以提插捻转泻法刺环跳，得气后感传由髋循足少阳与足太阳至趾；佐用捻转泻法刺丰隆。其他穴位平补平泻法，每日 1 次，留针 30 分钟，10 次为 1 个疗程。

二诊（2014 年 11 月 12 日）：经 7 次治疗，可屈肘 90°，上肢外展呈扬鞭状可达 45°，示指能屈伸，搀扶可行走。

三诊（2014 年 11 月 16 日）：经 1 个疗程治疗，上肢能上举过头，五指可伸握，可自行行走，语言清晰流利，肌力 V⁻ 级，肌张力略高，腻苔已退，脉无滑象，减丰隆穴。

四诊（2014 年 11 月 28 日）：上、下肢活动基本正常，肌力、肌张力正常，有分离运动，唯行走时间长时足尖拖曳，自觉肢体麻木沉重。改用平补平泻手法。

共治疗 32 次，鼻唇沟对称，肢体活动正常，血压正常，双侧肢体感觉基本正常，临床治愈。

18 个月后追访，患者病未复发，从事正常家务劳动。

案 2：贺某，男，55 岁，于 2011 年 10 月 15 日初诊。

主诉：言语不清，右侧肢体瘫痪 3 个月。

现病史：患者 3 个月前饮酒、应酬较多，加之工作劳累，于早上起床时感到右侧肢体无力，步态不稳，伴言语不利，口角㖞斜。于我市某三甲医院急诊入院，经脑 MRI 提示为"左侧基底节区脑梗死",对症治疗无明显疗效来诊。

现主证: 神清,形体肥胖,右侧鼻唇沟变浅,左侧肢体肌力正常,右侧上肢肌力Ⅲ级,下肢肌力Ⅳ级,舌质淡暗,苔白腻,脉滑。

既往史: 高血压10余年,平素喜食肥甘油腻之品。

诊断: 中风(中经络)。

辨证: 风痰阻络,肝肾亏虚。

治则: 调中化痰,兼益肝肾。

处方: 中气法,风府透哑门,廉泉。

操作: 中气法如法施治,风府透哑门,廉泉单刺,平补平泻,每日1次,留针30分钟,10次为1个疗程。

二诊(2011年11月10日): 治疗2个疗程,患侧肌力较前改善,可自由从容散步,上肢肌力Ⅳ级,语言较前清晰,鼻唇沟基本恢复,改为隔日1次,继续治疗。

三诊(2011年12月5日) 共治疗4个疗程,患者吐词流利,握拳伸指灵活,步态平稳,肌力正常,舌淡红,苔薄白,脉和缓,临床告愈。嘱清淡饮食,避免劳累,注意观察血压。

随访6个月除血压高药物控制外,一切正常。

按语: 中风证,仲景有中络、中经、中腑、中脏之说。从病因而论,后世又有真中风与类中风之别。案1患者属类中风范畴之中经络证。素患阴虚阳亢兼有湿痰,复因情绪激动,致虚风内动,气逆夹痰,窜扰经络。中于络者,则肌肤不仁而口㖞语謇;中于经者,则肢节不用,半身不遂。痰湿内蕴,故苔腻脉象弦而兼滑。法宜涤痰活血,祛风通络。天鼎穴属阳明,阳明为多气多血之经,其上可治面口咽喉颈,下可通肩臂肘腕指;环跳者,系足太阳、足少阳之会,上治胁肋腰胯,下达股膝胫踝。选此 2 穴起疏通经络，调和气血的作用，酌加刺丰隆，佐以祛痰湿。诸穴共用达祛风化痰，活血通络之功。

中风偏瘫针灸治疗常以肢体腧穴或头皮针为主，我们认为机体是一个整体，十二经循行起自肺经终于肝经，内络脏腑外达皮腠，日夜循行如环无端，患者一处患病必影响他处气血乖戾，采用中医的整体观和辨证论治紧密结合，以此大法指导临床亦可取效。通过案 2 看出，我们治疗该病并没有选择患、健侧腧穴，而是通过整体辨证选用中气法获效，即可窥见一斑。该患者平素嗜食肥腻之品，致使脾胃受伤，失其健运而痰湿内生；加之年过五十，阴气自半，肝肾亏虚，肾水不能上济肝阴，加上工作紧张，劳作过度，致使"阳气者，烦劳则张"，肝阳上亢，夹内生之痰浊上壅清窍，导致脑窍闭阻，经脉不通。治用中气法 7 穴，升清降浊，健脾化痰，滋水涵木，心肾交泰，如此则病去正复，中气运化正常。配合风府透哑门，以及廉泉单刺，通调任、督二脉，养髓海开音窍，故亦取效。

2. 眩晕

案 1：韩某，女，54 岁，于 2009 年 8 月 3 日下午初诊。

患者午饭中突发眩晕，觉天旋地转、恶心呕吐、面色苍白伴心悸、汗出，休息后不缓解，邀余诊治。因患者急性发作，故急刺风池、天柱，捻转针法，约 10 余分钟后患者长出口气说："我又活过来了"。继留针 30 分钟，基本缓解。近 1 周来患者发作类似的眩晕 10 余次，平素头重如裹，晨起恶心，痰多色白。

诊断：眩晕。

辨证：痰浊内阻，上蒙清窍。

治则：健脾祛湿，升清降浊。

处方：①针灸：百会、四神聪、风池、天柱、内关、足三里、丰隆。②中药：党参15g，黄芪30g，清半夏12g，陈皮12g，茯苓15g，天麻12g，麸炒白术12g，葛根30g，升麻6g，赭石15g。3剂，每日1剂，水煎服。

操作：针刺用平补平泻法，每日1次，留针30分钟。

二诊：治疗3日，未见眩晕发作，头仍不清爽，晨起痰多减少，舌苔略薄，平素易便溏、疲乏，中药上方加车前子20g，党参加至30g，针刺加天枢补法，加TDP神灯照射。

三诊：治疗5日中，发作1次，未见恶心、呕吐，头清爽许多，无晨起恶心，痰明显减少，大便成形，自觉有精神。上方案继续。

四诊：治疗2周，眩晕未发，自感神清气爽。嘱适量运动、清淡饮食、避免思虑过度、劳累过度，自我调整，巩固疗效。

案2：王某，男，68岁，于2012年4月16日初诊。

主诉：眩晕时作半月余。

现病史：近半个多月来无明显诱因经常出现头晕，发作无定时，经常感觉疲惫，精神萎靡，脑鸣，梦多，便溏，平素体质偏瘦，舌质淡暗，苔白、脉沉。有高血压病史20余年，口服降压药后，平素血压控制在150/90mmHg。

诊断：眩晕。

辨证：气血两虚，清窍失养。

治则：益气养血，益髓活血。

处方：①针灸：百会、四神聪、风池、天柱、足三里、三阴交、太溪。②中药：黄芪30g，葛根30g，白芍12g，党参20g，柴胡 12g,茯苓 20g,红花 12g,川芎 12g,炙淫羊藿 15g,夜交藤 20g,7 剂,每日 1 剂,水煎服。

操作：针用补法,每日 1 次,留针 20 分钟。

二诊：治疗 1 周,疲乏好转,眩晕发作次数减少,自觉头较前清爽,梦多、便溏,上方加车前子 20g,炒酸枣仁 15g,针刺加天枢、关元、气海。

三诊：2 周后诸症减轻,有时觉头痛,观舌质尚暗,气血不畅、瘀血阻络,川芎加至 25g,继续巩固治疗。

四诊：头晕头痛未见,精神好,纳寐可,二便调,处以下方善后。

黄芪 30g,党参 15g,茯苓 15g,麸炒薏苡仁 15g,川芎 12g,红花 12g,当归 12g,麸炒白术 12g。7 剂,每日 1 剂,水煎服。

案 3：关某,男,42 岁,于 2009 年 6 月 21 日初诊。

主诉：发作性天旋地转 1 个月余。

现病史：近 1 个多月中出现 7 次眩晕,发作时天旋地转,无恶心、呕吐,休息或平卧后可缓解,发作间期也觉头昏脑涨,睡眠差,大便干,口苦口臭,面赤舌红,苔黄厚,脉弦数。复发原因多为着急、失眠、工作劳累。有高血压病史,最高为 180/110mmHg,平素口服依那普利 10mg,每日 2 次,血压维持在 130~140/80~90mmHg。

诊断：眩晕。

辨证：肝阳上亢,上扰清窍。

治则：平肝息风,滋阴潜阳。

处方：①针灸:百会、风池、天柱、合谷、丰隆、太冲。②中药:天麻 12g,钩藤 15g,石决明 15g,夏枯草 30g,黄芩 12g,栀子 12g,龙胆草 10g,当归 30g,柴胡 12g,石膏 25g,大黄 6g,生龙骨20g,生牡蛎20g,川牛膝30g。5剂,每日1剂,水煎服。

操作:针刺泻法,留针30分钟,每日1次。

二诊(2009年6月26日):血压较平稳,眩晕未见发作,睡眠转佳,大便正常,胸闷、善太息,中药加瓜蒌12g,麸炒枳壳15g,针刺加膻中,余法同前。

三诊(2009年7月2日):因近日繁忙,昨日下午发作1次,程度轻,血压正常,口苦、口臭减轻,口干欲冷饮,面赤、舌红减轻,舌苔薄白,中药加知母12g,7剂,水煎服。

四诊(2009年7月9日):未见眩晕出现,头觉清爽,纳寐二便均好,中药去大黄、龙胆草,5剂,针刺去膻中,继续治疗。

五诊(2009年7月14日):病情平稳,治疗暂停,观察,嘱戒烟酒、避免劳累、熬夜及情绪激动。

案4:郑某,男,6岁,于2019年3月18日初诊。

主诉:眩晕、呕吐1周。

现病史:患儿1周前无明显原因出现眩晕,严重时伴有呕吐,急入当地医院住院治疗,经脑脊液检查等系列检查(结果不详),初步诊断为:疑似病毒性脑炎。给予抗病毒、脱水等对症治疗5天,效果不佳。听同病室患者介绍我处后即抱患儿前来就诊。

现主证:患儿体质偏胖,面色苍白,精神不振,依偎家长怀中,时喊头晕厉害,体温正常,纳呆,近3日无大便,因患儿尚未出院,未见病历及检查结果,询问家长得知,患儿时常说看妈妈四只眼睛,两个鼻子。舌红润滑,脉浮数。

诊断:眩晕。

辨证:风邪上扰,水饮上犯。

治则:疏风蠲饮,清利头目。

处方：①针刺：风府、风池、百会、上星、太阳、人中、水突、水分。②中药：泽泻 18g，白术 18g，荆芥 12g，防风 10g，姜半夏 9g，天麻 6g，僵蚕 6g，生姜 6g。3 剂，水煎服，每日 1 剂。

操作：均用泻法，每日 1 次，留针 15 分钟。

二诊（2019 年 3 月 20 日）：患儿第 1 次针毕即觉头晕减轻，今日来诊头已基本不晕，可在诊室自行玩耍，治疗后未呕吐，无复视，纳食馨，精神明显好转，原方 3 剂。

三诊（2019 年 3 月 24 日）：诸症痊，嘱避风寒，禁寒凉滑腻之食品。

随访 1 个月未复发。

按语：眩晕是目眩与头晕的总称。目眩见眼花或眼前发黑，视物模糊；头晕即感觉自身或外界景物旋转，站立不稳。二者常同时并见，故统称"眩晕"，又称"头眩""掉眩""冒眩""风眩"。眩晕一证，病因颇多，仅《黄帝内经》就有"诸风掉眩，皆属于肝""上虚则眩""上气不足，脑为之不满，耳为之苦鸣，头为之苦倾，目为之眩""脑为髓海……髓海不足，则脑转耳鸣"等多种说法。后世朱丹溪有说"头眩，痰挟气虚并火，治痰为主"。张景岳在《黄帝内经》"上虚则眩"的理论基础上，提出"下虚致眩"。徐春甫《古今医统》认为"肥人眩运，气虚有痰；瘦人眩运，血虚有火；伤寒吐下后，必是阳虚"。而《重订严氏济生方》中指出"所谓眩晕者，眼花屋转，起则眩倒是也，由此观之，六淫外感，七情内伤，皆能导致"，等等。可见眩晕的发生常与忧郁恼怒、恣食厚味、劳伤过度、头脑外伤等因素有关。本病病位在脑，与肝、脾、肾相关。基本病机虚证是气血虚衰，清窍失养；实证多与风、火、痰、瘀扰乱清窍有关。故前人有"诸风掉眩，皆属于肝""无痰不作眩""无虚不作眩"之说，均是临床实践经验的总结。

案 1 患者属痰浊眩晕,临床比较常见,缘于社会发展节奏快,压力大,容易思虑过度,着急易怒,致使脾虚,痰湿内生,上蒙清窍。眩晕发作往往来势凶猛,针刺治疗立竿见影,急救过后辨证治疗巩固疗效。

案 2 患者属气血两虚眩晕,《灵枢·口问》:"上气不足,脑为之不满,耳为之苦鸣,头为之苦倾,目为之眩。"气血不足之眩晕由于失血、久病、脾虚等引起气血亏虚,上气不足,脑海失养,脑转耳鸣。病位在脑,故取百会、四神聪、风池、天柱升阳补气,醒脑开窍,足三里、三阴交健脾益气,气血双补,太溪补肾益髓。中药则以黄芪、葛根为主药,气虚则血行不畅,常易血瘀内阻,适当配合活血化瘀药物相得益彰。

案 3 患者面赤口苦口臭、易着急、情绪不稳,平素即肝火旺,肝阳上亢,加之劳累,阳化风动,引致头眩、脑胀。《黄帝内经》云:"诸风掉眩,皆属于肝。"肝阴不足,肝火扰心,则失眠、心烦,火热灼津,肠道津亏则便秘,津液不能上乘,则感口苦口臭。故取百会、风池、天柱祛风清脑开窍,合谷、丰隆、太冲清热疏肝化痰。中药则以平肝息风、滋阴潜阳为主,针药结合,疾病痊愈。

案 4 患儿病起突然,经当地医院多项诊查,未能明确诊断,治疗数日无效。来诊时据其家长所述,得知患儿有目眩之证,结合脉舌,认为病起外风,带动宿饮上犯,属"无风不作眩"和"无痰不作眩"的内外合病。针用风府、风池、太阳祛风除邪,百会、上星、人中醒脑、扶正、治眩,水突调节气化上犯之水湿、水分,利水祛湿。药用泽泻、白术,为仲景治疗"心下有支饮,其人苦冒眩"的泽泻汤;荆芥、防风祛外风而除眩,天麻、僵蚕平内风而治晕，内外兼顾，以防同气相求，外风夹动内风故也；姜半夏、生姜化痰散饮，和胃降逆，为仲景治疗痰饮上逆之小半夏汤。由上可见，该例辨证精当，组方严谨，全方针药结合，祛风、平肝、化饮、健脾、降逆等扶正祛邪、标本兼治，故而3剂未尽而病近愈。

3. 颈源性高血压

张某，男，65岁，于2017年11月3日初诊。

主诉：头晕、项强，血压升高1个月。

现病史：患者长期伏案工作，1个月前出现头晕、干呃，某社区医院门诊测血压165/105mmHg，给予降血压药（用药不详）对症治疗，服药后血压出现忽高忽低，多次调整降压药无果，有时1天服两种降血压药，高血压持续不降，有时5~6天不服用任何药物，血压依然正常。经某三甲医院会诊，颈椎核磁示：C_3~C_6颈椎间盘突出，颈椎退行性病变、生理弯曲消失。结合发病多与劳累有关，诊为：颈源性高血压，给予颈椎牵引理疗治疗，效果不稳定，推荐针灸治疗。

现面黄，头晕目眩，时时干呃，项强不舒，测血压165/100mmHg，自述每伏案工作、项强加重时即引起血压升高，休息后项强缓解则血压自动平稳，其余症状也逐渐缓解，伴有疲乏无力，便溏，小便不利，舌淡有齿痕，苔白腻，脉弦滑。

既往史：既往体健，无高血压、冠心病，无家族遗传病史。

诊断：颈源性高血压。

辨证：痰湿困脾，阻滞经络。

治则：健脾化湿，舒经活络。

处方：百会、风池、风府、颈夹脊穴、大椎、水分、足三里、丰隆。

操作：平补平泻，每日1次，10次为1个疗程。

二诊（2017年11月10日）：针刺3次后头晕、干呃、项强等症状开始缓解，血压逐渐平稳，今日测血压130/85mmHg，治疗同上，嘱其避免劳累。

三诊（2017年11月18日）：近1周坚持针灸，血压基本正常，波动在120~140/70~90mmHg之间，近3日已正常工作。偶有项强，大便成形，乏力消失，无干呃、头晕。嘱其避免过度劳累，适当活动颈部，服人参健脾丸5盒善后。

随访6个月未见复发。

按语：现代医学认为，由于颈椎病引起的血压升高称之为颈源性高血压，常见原因包括颈椎骨质增生、颈椎退行性病变、颈椎椎间盘突出等，刺激或压迫颈部的椎动脉、交感神经，致使颈交感神经节或椎动脉血管舒缩功能异常、紊乱，进而导致脑细胞缺血缺氧和功能障碍，继发性血压上升，引起一系列症状。《素问·至真要大论》指出："诸痉项强，皆属于湿"，治疗颈项强直多从"湿"入手。湿邪为病，上蒙清窍，阻滞经络，故该患者可见头晕目眩；湿邪困脾，水湿内停则见疲乏无力，便溏，小便不利，思虑劳困则愈加伤脾，故劳累则甚，舌淡有齿痕，苔白腻，脉弦滑，俱是湿阻脾困之脉舌。方用足三里、丰隆、水分健脾、化痰、祛湿，为治本之法，足三里配丰隆、水分功超方剂二陈汤；风池、风府祛风湿、通经络似风药祛湿；颈夹脊穴通经活络，柔痉止强；湿为阴邪，易伤阳气，取大椎、百会为诸阳之会，沟通督脉和手足三阳经，疏调一身之诸阳，调运气血，扶正以祛邪。

4. 头痛

案1：刘某，女，50岁，于2000年4月6日初诊。

主诉：头痛10年余。

现病史：左侧偏头痛10年余，时痛时止，每当情绪紧张或劳累时易发作。最近发作频繁，自服止痛药效果不好，痛势颇烈，稍有震动即头痛欲裂，经人搀扶来诊。

现主证：双手抱头，语声低微，面红形瘦，口干而苦，大便干燥，舌红，苔薄腻，脉双寸关弦滑、尺沉细。

诊断：头痛。

辨证：水不涵木，肝胆上扰，痰热互阻。

治则：滋水涵木，息风降浊。

处方：风池、太阳、百会、太冲、丰隆、支沟、太溪。

操作：太溪用补法，余用泻法，左侧太阳、风池手法宜重。每日1次，留针30分钟。

二诊（2000年4月7日）：昨日治疗后，头痛已大减，左侧头部略有胀感，余症已得缓解，继续用前方治疗5次。

三诊（2000年4月12日）：头痛明显减轻，口干苦、便干等诸症消失。继续治疗3次。

随访3个月未见复发。

案2：何某，女，45岁，于2001年10月23日初诊。

主诉：头痛、干呕10天。

现病史：患者10天前因精神紧张、劳累出现头痛，伴有呃逆、干呕、不思饮食，自行服用"止痛片""正天丸"等药治疗2天，效果不明显，后经某三甲医院按"神经血管性头痛"对症输液治疗，用药不详，治疗 1 周病症有逐渐加重趋势。现患者痛苦面容，不停呻吟，头痛以颠顶部最甚，伴时时干呕、吐涎，示所吐之物为清稀泡沫，舌淡质润，脉沉弦。

诊断：头痛。

辨证：肝胃虚寒，浊阴上逆。

治则：温胃化饮，暖肝降冲。

处方：中脘、水分、足三里、大敦、百会。

操作：补法，中脘宜重灸，诸穴针灸并用。每日 1 次，留针 30 分钟。

二诊（2001 年 10 月 28 日）：治疗 5 次，头痛若失，干呕吐涎得缓，去水分，加丰隆巩固治疗 5 次。

三诊（2001 年 11 月 3 日）：共治疗 10 次，脉缓舌淡红，质润好，头痛干呕诸症消失，停止治疗，嘱忌寒凉饮食以调养。

半年后因感冒来诊，诉头痛未再发作。

案 3：李某，男，45 岁，于 2013 年 3 月 11 日初诊。

主诉：头痛、头昏 1 个月余。

现病史：患者 1 个多月来时常头痛、头昏，重则眩晕、耳鸣，每劳累过度时加重，自述头痛时如脑被掏空一般，用手紧紧按压得减，伴有腰膝酸软、健忘、遗精、神疲乏力，语微声怯，舌红苔少，脉细数。

诊断：头痛。

辨证：肾虚精亏。

治则：补肾益精。

处方：①针灸：肾俞、太溪、关元、三阴交、百会。②中药：六味地黄丸，每次 1 丸，每日 2 次。

操作：补法，肾俞、关元加灸。每日 1 次，留针 30 分钟。

二诊（2013年3月21日）：上方治疗10日，头痛减轻，但用脑过度时脑内仍会绵绵作痛，腰膝酸软、神疲乏力等症均有改善，舌淡红，脉虚。加足三里、脾俞继续治疗10日。

三诊（2013年4月1日）：精神好，头痛未现，腰膝酸软、遗精诸症消失，脉正舌可，嘱继服六味地黄丸10日巩固。

6个月后随访未见复发。

按语：头痛一症，不外乎外感、内伤，属临床常见症状，该疾虽属小疴，但患者痛苦异常，《黄帝内经》称"首风""脑风"。头为清窍，为气血、精髓所注，最忌邪浊上侵，郁塞空窍，致使清阳不升，浊阴不降，头痛乃作。外感者多属于风，"伤于风者，上先受之"，外感头痛可根据疼痛部位按六经辨治。内伤头痛多有肝肾虚损，髓海不足，或脾虚失养，肝阳上亢等证，治疗多从调整脏腑功能入手。

案1患者左侧偏头痛，按六经分治，证属少阳，结合脉证，此为肾阴不足，水不涵木，肝胆郁火循少阳之经上扰清窍。肝火上逆，燔灼津液，炼液为痰，阻滞中宫，故口干苦，便秘。尺脉沉细为肾虚，为该病之本，故取肾经之原穴太溪以滋水涵木，治本为君穴，取肝之原穴太冲以降肝火，取手少阳经火穴支沟，以清三焦、通腑热为臣穴；取胃经络穴丰隆，化痰降浊为佐穴；痛则不通，通则不痛，取风池、太阳施以重手法，以疏通局部经络郁滞之气，配百会为诸阳之会，疏调诸阳，贯通少阳经气为使穴。如此则肾水得充，肝火得熄，痰浊得降，郁滞得通，故10余年病痛，针刺6次诸症消失，得以痊愈。

案2患者痛在颠顶，伴有干呕、吐涎，结合舌脉诸证当属厥阴头痛。厥阴之脉夹胃，上颠。证有肝胃虚寒在先，肝木夹浊阴之气上逆在后，犯胃则呕，夹饮上逆则吐涎沫，循经上冲于颠则头痛。取肝经之井穴大敦针灸兼施，暖肝散寒，降浊平冲，取颠顶诸阳之会百会穴，针加温灸，疏通头顶部位经气以行阳气，阳光一照，阴霾自散，阳回阴散，头痛自愈。治疗厥阴头痛必取大敦、百会2穴，此为·阴·阳，一降（浊）一升（清），有珠联璧合之妙。取中脘为胃之募穴，重灸之有温胃散寒化饮之效，配胃经之合穴足三里，健脾和胃，胃和则呕止，合丰隆健脾化痰，有二陈汤之能，以杜绝病源。水分利水降逆，饮去涎消。

案3 患者头痛且空，伴有腰膝酸软、头晕耳鸣、健忘、遗精、神疲乏力等肾精不足症状，源于患者素体虚弱，加之年过四十，阴气自半，致使肾精不足，髓海空虚而诸症群起。治疗以肾俞内应肾脏，温阳益气，补肾固精；关元为足三阴经与任脉之会，小肠之募，有固本培元，补三阴助经气上升的功效，肾俞、关元加灸增强温补肾气、扶振元阳功效；太溪为肾经原穴，补肾、益气、填精；三阴交为足三阴经之会，补能荣血益气，兼有养经通脉之能；百会通头部气街以养髓，属标本同治；二诊加足三里、脾俞健脾益气，合三阴交共助气血生化之源，以应精血同源之旨；加服六味地黄丸补肾填精。治疗该案，针药结合，固肾补气，益精之原，通经养髓，标本同治。

5. 面瘫

案1：周某，女，71岁，2018年7月23日初诊。

主诉：左侧口眼㖞斜3天。

现病史：3天前患者因夜晚睡觉未关窗户，晚间感受风寒，次日晨起感到左侧头面部寒凉、麻木，刷牙时漏水，进食时感到食物滞留于左侧齿颊间，左侧眼睛多泪，闭合不全，面部㖞斜。2天前到市某医院检查,行头颅CT,未见明显异常。现左侧面部肿胀,左侧额纹及鼻唇沟消失,左侧口角下垂,鼓腮漏气。舌淡,苔白腻,脉浮缓。

诊断:面瘫。

证型:风寒侵袭。

治则:祛风散寒,温经通络。

处方:阳白、太阳、下关、迎香、颊车、地仓、合谷、风池。

操作:以轻刺、浅刺为主,手法不宜过重,每日1次,留针25分钟,面部加TDP神灯照射。

二诊(2018年7月28日):经上述方法治疗后,患者自感多泪症状消失,面部肿胀减轻,额纹、鼻唇沟略微显现,鼓腮漏气减轻,自觉面部较前舒适。

三诊(2018年8月2日):面瘫进展期已过,改用地仓透颊车,手法平补平泻,不宜过重,余穴同前。

四诊(2018年8月10日):患者自觉面部轻松有力,食物在口腔内滞留感消失,额纹、鼻唇沟显现,鼓腮无漏气。面部肿胀消失,病愈。

随访半年一切正常。

案2:李某,女,70岁,2013年5月30日初诊。

主诉:左侧面瘫两个半月。

现病史:患者发病前2天因家庭琐事生气,当日午觉醒来后感到咽喉、耳后部位疼痛难忍,自行服用抗生素后未见好转,第二天晨起感到左侧面部发热,伴胀痛感,刷牙漏水。在某医院诊断为"面瘫",针灸治疗两个多月,未见明显好转来诊。现症见:面部肿胀、㖞斜,鼻唇沟消失,口角下垂,左侧眼睛无法闭合,鼓腮漏气。舌红,苔黄,脉弦数。

诊断：面瘫。

证型：肝郁化火。

治则：疏肝清热，活血通络。

处方：颊车、地仓、太阳、风池、率谷、曲池、外关、合谷、太冲、期门、三阴交。

操作：地仓、颊车采用透刺法，面部腧穴采用平补平泻法，肢体远端穴位行泻法，留针 25 分钟，每日 1 次，10 次为 1 个疗程，疗程间休息 3 日。

二诊（2013 年 6 月 12 日）：患者症状明显好转，面部发热感消失，胀痛感减轻，口角、鼻唇沟未见明显改善，刷牙漏水未改善，继续上法治疗。

三诊（2013 年 6 月 25 日）：患者又治疗 10 次后，病情进一步改善，疼痛感消失，口角、鼻唇沟明显恢复，左侧眼睛闭合仍不全，鼓腮漏气减轻，舌红瘦，少苔，脉细数，加太溪以滋阴降火。

四诊（2013 年 7 月 15 日）：经过近一个半月的治疗，患者诸症消失，继续巩固 5 次后停针，3 个月后随访已告痊愈。

按语：上述两例，虽然都是老年人，但两人体质、病情不同，发病原因不一样，故治疗原则及取穴各异。案 1 患者为老年女性，体态较胖，素本气血虚弱，复感风寒之邪，外邪乘虚而入，经气闭阻，面部经筋失于濡养，筋肉失于约束，以致筋肌弛缓不收。故治疗取患侧面部穴位，以疏通面部气血，舒筋缓急；取手阳明大肠经之原穴合谷配足少阳胆经之风池，疏风散寒解表，以宣通气血，诸穴合用，使风寒得散，筋脉得舒，且患者病程较短，疾病得以痊愈。

案 2 患者因家庭琐事生气，肝气郁结，气郁化火，热邪乘虚上扰，又因其体态较瘦，瘦人体质多阴虚火旺，热邪互结，耗伤阴血,面部筋肉失去濡养而致筋肌弛缓不收。方中仍取面部穴位以疏通面部之经络气血,舒缓筋肌,尤其用地仓透颊车,可以增强疏通面部气血的作用,对改善口角㖞斜、面颊无力具有良好的作用,曲池、风池、外关清热祛风通络,太冲、期门疏肝理气解郁,合谷、三阴交活血通络,加用太溪滋阴降火清热。诸穴合用,清热疏肝,活血通络,则病自愈。

6. 三叉神经痛

案1: 谢某,男,56岁,于2013年3月10日初诊。

主诉: 右侧面颊部抽掣样疼痛3年,加重1个月。

现病史: 患者3年前不明原因出现右侧面部疼痛,经当地医院诊为"三叉神经痛",口服"卡马西平"治疗后一度好转,近几年来工作劳累时即易复发。1个月前患者过度劳累后感冒,引起右侧面颊部抽掣样、刀割样疼痛,漱口、洗脸、饮食、说话均可引起发作,再次口服"卡马西平"效果不好,自行加大3倍剂量,但仍然疼痛难忍,伴头脑昏沉,精神萎靡,面色灰垢,右面部疼痛以鼻翼旁最甚,口苦,大便溏而黏滞不爽,舌质胖红,苔白厚腻,脉濡缓微弦。

诊断: 三叉神经痛。

辨证: 湿浊阻络,肝阳上扰。

治则: 化浊和络,清肝泻热。

处方: 迎香、颊车、合谷、足三里、丰隆、阴陵泉、太冲、行间。

操作: 足三里、丰隆、阴陵泉补法,余穴用泻法。每日1次,留针30分钟。

二诊(2013年3月15日):上法治疗5次,疼痛开始缓解,除用力咀嚼时疼痛外，洗漱、说话已基本不痛，言语之间，感激万分。

三诊（2013 年 3 月 21 日）：治疗 10 次，疼痛消失，大便黏滞好转，仍不成形，舌淡胖，苔略腻，脉濡。

四诊（2013 年 3 月 30 日）：加中气法，继续治疗 10 次。

五诊（2013 年 4 月 10 日）：神清气爽，面色红润，大便成形，脉舌正，嘱其清淡饮食，勿劳累，停针观察。

随访 6 个月未复发。

案 2：王某，女，73 岁，于 2013 年 7 月 13 日初诊。

主诉：左侧面部疼痛 5 年余。

现病史：患者 5 年前不明原因出现左面部疼痛，初按牙病医治，被拔牙数颗无效，某三甲医院确诊为"三叉神经痛"，给予"卡马西平"对症治疗。5 年来时轻时重，每在洗漱、进食、拂面时诱发，重按反而痛减，夜间加重。

现主证：体质消瘦，面容痛苦，述病情时左面不时出现闪电样疼痛，以面颊、鼻翼处明显，用手重压，以求暂缓，口干不敢饮，进食、睡眠明显受到影响，舌暗红，苔少，脉细无力。

诊断：三叉神经痛。

辨证：气血两亏，经络失养。

治则：益气养血，温经止痛。

处方：太溪、足三里、太白、三阴交、内庭、三间（右）。

操作：补法，轻柔浅刺手法，每日 1 次，留针 30 分钟，10 次为 1 个疗程。

二诊（2013 年 7 月 23 日）：述治疗 7 次后症状逐渐好转，近几日发作频率明显减少，睡眠已安，但洗漱、进食仍会诱发。

三诊（2013 年 8 月 2 日）：症状基本缓解，在用力咀嚼或刷牙时会有疼痛感,舌淡红,苔薄白,脉缓。改为五脏背俞穴治疗 10 次。

四诊(2013 年 8 月 18 日):经过 1 个月治疗,面部疼痛消失,面色红润,诸症消失,脉舌正常,嘱其合理饮食,注意养生,停针观察 6 个月未见复发。

按语:《灵枢·经脉》:"胃足阳明之脉,起于鼻,交频中……下循鼻外,入上齿中,还出挟口,环唇,下交承浆……循颊车,上耳前,过客主人,循发际,至额颅……大肠手阳明之脉……入下齿中,还出挟口,交人中,左之右,右之左,上挟鼻孔"。手阳明大肠经经气于迎香穴处与足阳明胃经相接,故三叉神经痛多属于阳明,阴虚火旺,或阳明郁火,或膏粱厚味、痰火内生,或肝阳上亢,或湿热熏蒸等种种因素皆可循经上炎导致面痛。

案 1 患者以脑力劳动为主,思虑过度,暗耗心血,静多动少,湿浊停留,阴血不足则阳气不藏,加之劳神过度,致使"阳气者烦劳则张"。逆阳之气,夹湿浊上逆,侵犯阳明之脉,故而患者多在劳累时病情加重。治则化湿浊、平肝阳、降逆气在先,健脾胃、助运化、调升降、理气血以善后。方用迎香、颊车、合谷用泻法疏泄阳明壅阻之气,补胃经之合土穴足三里、络穴丰隆,脾经之合水穴阴陵泉,健脾化痰利水,泻肝之原太冲降肝逆,肝之荥火穴行间降肝火。待症状缓解后,取中气法健脾益气,固本扶元,调理气血以善后。

案 2 患者年高体弱,因虚为病,舌暗,苔少,脉细无力。病属气血两虚,不荣而痛,治宜益气养血、温经止痛。温经止痛之"温"字取自《素问·至真要大论》"劳者温之"之意。患处不阻不滞,故不刺局部,以免徒伤气血,患者年老体虚故针法宜用"轻柔浅刺法"。方用肾经原穴太溪,补肾益精以补先天之本；胃经合穴足三里，脾经原穴太白，阳明胃经荥水穴内庭，共奏健脾益气、益阴滋血，以补后天之本，李东垣《脾胃论》中说："元气之充足，皆由脾胃之气无所伤，而后能滋养元气"，此以后天养先天也；三阴交乃足三阴经之会，泻可散血活血而祛瘀，补可荣血益气养经脉；三间乃手阳明大肠经输木穴，五行属木，通肝气，性善条达，具有清热泻火、散解头面风热、消肿止痛之功。"其支者，左之右，右之左，上挟鼻孔"，故取右侧通经达络以住痛。三诊时疼痛已基本缓解，考虑患者年事已高，脏腑功能衰退，改为五脏背俞穴直养五脏，为治本之法以善后。

7. 面肌痉挛

案1：杨某，女，40岁，于2014年12月5日初诊。

主诉：左侧面肌痉挛3月余。

现病史：患者于9个月出现前左侧面部口眼㖞斜，在县级医院针灸治疗，并予以维生素 B_{12} 穴位注射，口眼㖞斜好转。3个月前，左侧下眼睑、面部、口角出现抽动，开始较轻，未予重视，后逐渐加重，且抽动次数频繁，遇阴雨天加重。多方求治，效果不明显，因害怕手术治疗，求治我处。自觉左侧面肌拘紧、跳动，额纹存在，闭目、皱眉时口角向左拘紧，不能鼓腮，左侧面肌萎缩，示齿时口角向左歪，鼻唇沟存在。无疼痛，纳可，眠差，梦多，二便正常，舌质红，苔薄白，脉沉细无力。

诊断：面肌痉挛。

辨证：风寒侵袭。

治则：温散寒邪，舒筋缓痉。

处方：四白、颧髎、太阳、地仓、列缺、合谷。

操作：上穴采用平补平泻手法，针上加 TDP 神灯照射 30 分钟，每日 1 次，10 次为 1 个疗程。

二诊（2014 年 12 月 9 日）：治疗 4 次后，痉挛次数明显减少。每次跳动持续时间明显缩短，跳动力减弱。守前方继续治疗。

三诊（2014 年 12 月 16 日）：治疗 10 次后，眼睑口角还抽动，但自己无感觉。

四诊（2015 年 1 月 10 日）：治疗 30 次后，痉挛基本缓解，面部拘紧感减轻。

五诊（2015 年 1 月 14 日）：治疗 33 次后，阴雨天未出现痉挛。

六诊（2015 年 1 月 18 日）：治疗 36 次后，停针观察。

随访 1 年未复发。

案 2：蒋某，女，45 岁，于 2014 年 11 月 20 日初诊。

主诉：右侧面肌痉挛 7 年。

现病史：患者 7 年前因着急而前额剧烈疼痛，头晕恶心，当时自用毛巾冷敷，服止痛药头痛缓解。1 个月后出现右侧面肌抽动，始则 1 日抽动 1~2 次，以后病情逐渐发展为终日抽动，毫无间歇，甚至出现长时间紧抽（强直性），使患者不能睁眼，夜间醒后亦抽。看书、讲话、月经前抽动明显，冬天重于夏天。曾先后去 4 家医院治疗，接受中药、西药、电针和维生素 B_{12} 等穴位注射。在这些治疗过程中，最短坚持 2~3 个月，长则 8~9 个月，但均未能见明显效果。睡眠、饮食、二便均正常，月经周期 26~28 天，带经日期 6 天，经血量多，舌质淡，舌体胖大边有齿痕，中有裂纹，舌苔白滑，脉沉细而弦，面部呈现异样怪形。

诊断：面肌痉挛。

辨证：气血两虚，肝风内动。

治则：补益气血，息风止痉。

处方: 太阳、颊车、地仓、颧髎、足三里、合谷、太冲。

操作: 平补平泻法。每日1次,留针30分钟。

二诊(2014年11月28日):治疗8次后,痉挛有所减轻,考虑患者病情日久,气血两虚,在上方基础上加中气法,增强补益气血之力。

三诊(2014年12月10日):痉挛明显减轻,夜间醒后已不抽,痉挛次数、范围均减,持续时间缩短,每日口角抽动仅出现1~2次。前方加风府,加强息风止痉之力。

四诊(2015年1月3日):经治疗,症状基本消失,出现48小时未抽,平素仅偶尔口角抽动一下,看书、看电视时间长、说话多时抽一下。

五诊(2015年1月17日):经55次治疗,痉挛停止,经期、阴雨天仅有面部发紧。

半年后随访,仅情绪激动或高兴时,偶有右侧面部发紧的感觉,有时抽动一下即止。

按语: 上述两例,虽然均是面肌痉挛,但其两者的病因不同,故其取穴、治疗各异。案1系风寒客于少阳、阳明,筋脉收引所致,故取局部四白、颧髎、太阳、地仓以疏通面部之经络气血,舒缓筋急,取手阳明之原穴合谷配手太阴之络穴列缺,原络相配,疏风散寒。寒邪得散,筋脉则舒,故痉挛缓解。案2病因着急,阴血暗耗,筋脉失养致使肝风内动。血虚故夜间醒后亦抽动,看书、讲话、经期前抽动明显。冬季寒冷,气血凝滞,筋脉失养尤甚,故冬重于夏。经血量多,舌体胖大,边有齿痕,此气虚之征;舌质淡,中有裂纹乃阴血不足之象;脉沉弦细,实由肝血虚所致。方中仍取局部太阳、颧髎、颊车、地仓以疏通面部之经络气血,舒缓筋急,足三里以补益气血,合谷、太冲配合为"四关穴",可镇静调气,柔肝缓急,息风止痉。诸穴合用,多年顽疾,经治而愈。

8. 咳嗽

案1：杜某,女,44岁,于2017年8月12日初诊。

主诉：反复咳嗽1年余。

现病史：患者于1年多前贪凉饮冷,复加彻夜空调受凉,遂发咳喘,某医院对症输液3天后症状日益加重,转诊某中医院,诊为："小青龙汤证",处以小青龙汤药方治疗1周,症状明显好转,但仍咳喘不停,遇冷加重,再中药治疗则无效,现面白而浮,咳声阵阵,痰白而稀,稍遇凉则外感而咳嗽加重,咳甚则气短而喘,伴有形寒畏冷,手足不温,近2个月每咳则遗尿,甚为苦恼,舌淡润,苔薄白,脉浮,弱按无力。

诊断：咳嗽。

辨证：风寒束肺,命门火衰。

治则：温阳益气,解表散寒。

处方：合谷、孔最、大椎、丰隆、肾俞、命门、关元、气海。

操作：肾俞、命门、关元、气海用补法,关元、气海加灸。每日1次,10次为1个疗程。

二诊（2017年8月20日）：治疗6次症状开始好转,现咳嗽已不遗尿,患者信心大增,用方同上。

三诊（2017年8月28日）：偶有咳嗽,畏寒缓解,手足已温,舌淡红,苔薄白,脉沉弱,去合谷、孔最、大椎、丰隆,加脾俞、足三里。

四诊（2017年9月4日）：面色红润,诸症可,停针灸,嘱忌寒凉、适寒温。

随访 6 个月，至隆冬也未见复发。

案 2：杨某，女，81 岁，于 2016 年 11 月 2 日初诊。

主诉：咳嗽伴遗尿 9 个月。

现病史：患者平素尿频而急，冬末春初时患风寒感冒致发热、咳嗽遗尿，经治疗发热好后，遗留咳嗽，咳则遗尿。服缩泉丸及中草药（用药不详）无效，现面色暗，自汗出，咳嗽痰清稀，畏寒肢冷，背恶寒尤甚，夜尿频多，小溲一夜可达 6 次以上，大便溏。舌淡苔润，脉沉弱而滑。

既往史：既往患腰椎退行性病变、腰椎管狭窄。

诊断：咳嗽。

辨证：肾气不固，寒湿内阻。

治则：补肾益气，温化水湿。

处方：肾俞、命门、至阳、脾俞、丰隆、水分、关元、气海。

针刺操作：均用补法，肾俞、命门、至阳、脾俞、关元、气海加灸。每日 1 次，留针 25 分钟。

二诊（2016 年 11 月 10 日）：经治疗 5 日后咳痰开始明显缓解，咳则遗尿减轻，畏寒背冷亦得缓解，夜尿频减，现每晚 3~4 次，大便渐成形。去丰隆、水分，余同上。

三诊（2016 年 11 月 18 日）：咳嗽好，背冷消失，肢凉好转，夜尿 1~2 次，大便成形。嘱隔日治疗 1 次，7 次后临床痊愈，停止治疗。

3 个月后前来治疗腰椎管狭窄，知其愈后未复。

按语：咳嗽临床常分为外感、内伤两大类，病位在肺，与肝、脾、肾关系密切，咳嗽日久，常常伴有遗尿症状，中医称之为"膀胱咳"，其名首见于《黄帝内经》，《素问·咳论》曰："五脏六腑皆令人咳，非独肺也""肾咳不已，则膀胱受之，膀胱咳状，咳而遗溺"。

案1患者缘于贪凉饮冷,寒邪最易耗伤阳气,加之治疗不当,致使外寒未解,内阳已伤,后虽以小青龙汤获一时之效,但终究未触及根蒂,肾阳虚衰未复。《灵枢·营卫生会》:"卫出于下焦",肾阳、肾气不足则卫外不固,故仍咳喘不停,遇冷加重,稍遇凉则外感而咳嗽加重,咳甚则气短而喘,伴有肾阳虚诸证。来诊时外有风寒束肺,内有命门火衰,治当外散表寒,内温阳气。方用大椎、合谷振奋阳气,解散表寒,孔最为肺经的郄穴,善治顽固性咳嗽,丰隆为化痰止咳要穴,针加灸肾俞、命门有疗命门火衰,壮阳温肾之功;关元、气海能主生化之本,气血之源,灸足三阴经与任脉之会关元,能益命门真火而扶振元阳,又能调补三阴助经气上升,取阳从阴中求之意。三诊去合谷、孔最、大椎、丰隆,加脾俞、足三里,意在表邪痰湿已去,加用健脾顾胃,以土蓄水,为治本中之本也。诸穴合用,组方严谨,内外兼顾,故1年余顽咳,10余次即愈。

案2患者,年高体衰,素体肾气不固,外感后耗气伤津,其肾益虚,肾气不固则自汗出而遗尿,肾气失却气化则水液停聚,水为阴邪,阻遏阳气,背为阳位,故痰稀、背冷,治当补肾益气,温化水湿。方选肾俞、命门温肾阳、补肾气,至阳穴为督脉阳气隆盛之处,该穴有振奋宣发全身阳气并有止咳平喘之功,脾俞、丰隆健脾化痰,水分去痰湿之停聚,关元、气海固本扶元,机制同上。诸穴合用,温肾补气为本,扶阳祛寒为标,寒湿去则去丰隆、水分,以免年高体弱,利水伤正,终以和缓之法收官。

9. 失眠

案1:姚某,男,28岁,于2015年8月19日初诊。

主诉:失眠3周。

现病史：患者 3 周前受感情刺激而致烦躁失眠，心悸不宁，神疲胆怯，善惊易恐，头目眩晕，耳鸣颞胀，纳食不馨，记忆力减退，舌苔薄白，脉弦细。因不愿吃西药，而求助针刺治疗。

诊断：失眠。

辨证：心胆气虚。

治则：益气养血，宁心安神。

处方：神门、大陵、风池、合谷、三阴交。

操作：用捻转补法。针风池穴时，针感宜沿两颞侧放射至前额。每日针 1 次，留针 30 分钟。

二诊（2015 年 8 月 20 日）：自第 1 次针后，头部顿觉轻松。

三诊（2015 年 8 月 23 日）：治疗 3 次后，夜间已能入睡，但易惊醒。

四诊（2015 年 8 月 25 日）：5 次后，睡眠时好时坏。

五诊（2015 年 8 月 29 日）：10 次后，只要不过度用脑，则诸恙不作。

六诊（2015 年 9 月 1 日）：12 次后，夜寐已达 6 小时以上，其余症状完全消失。即停针观察，未见复发。

案 2：靳某，女，48 岁，于 2016 年 6 月 1 日初诊。

主诉：失眠 7 年，加重 10 余天。

现病史：患者于 7 年前无明显诱因出现每晚仅能睡 2~3 小时，严重时彻夜不眠，曾经多方治疗，睡眠时好时坏。10 余天来，每晚不能入睡，口服安眠药也不能入睡，伴心悸、口苦、四肢无力，面色萎黄，舌质淡，苔薄，脉细软无力。

诊断：失眠。

辨证：心脾两虚。

治则：健脾养血，宁心安神。

处方：中气法、神门、足三里、三阴交。

操作：用捻转补法。每日1次，留针30分钟。

二诊（2016年6月5日）：针4次后，已可睡5小时左右。

三诊（2016年6月13日）：针10次后，已能睡6~7小时，余症均除。

四诊（2016年6月16日）：巩固治疗3次，睡眠良好，痊愈。

按语：《医宗金鉴》有"惊悸、怔忡、健忘、恍惚、失志、伤神等病，皆因心虚胆弱，诸邪得以乘之"的记载。心主血而藏神，心血虚则神不守舍，故烦躁失眠。案1患者正符合上述病机，是以取心经之原穴神门、心包经之原穴大陵，配以足太阴之三阴交，以镇静安神；胆主决断，心血不足，胆失濡养，则相火翕然从之，故有夜不能寐，少卧则惊醒，惴惴恐怖，反侧不安者，治宜责诸少阳之说，是以佐风池穴以调理胆经；大肠经之原穴合谷，清气分及头面之火，以改善睡眠及缓解头痛、眼花、耳鸣诸症。

案2属于心脾血虚，以心主血，脾统血，脾气虚弱，不能运化水谷，则气血化源不足，心血不足，无以滋养心神而致失眠。故取中气法佐以足三里，以助脾胃运化，脾胃得健，则气血生化有源，以治其本；针神门以养心安神，神安则思睡，三阴交为肝、脾、肾三经之交会穴，故能平肝、健脾、益肾，且神门、三阴交相配可加强镇静安神之力，诸穴相配，心神得养则睡眠自安。

10. 发作性睡病

案1：郭某，女，21岁，于2016年10月6日初诊。

主诉：发作性嗜睡5年。

现病史：患者 5 年前无明显原因在上课时出现不可抗拒的嗜睡，起初家长未在意，以为学业劳累睡眠不足所致，后渐加重至放学途中睡在路旁，方引起注意，经北京某三甲医院诊为"发作性睡病"，给予中枢兴奋剂（用药不详），对症治疗 1 年无果，遂放弃治疗。患者高中读书时常用针扎自己来暂缓嗜睡，复读两年勉强考上一专科学校，举家甚为痛苦，其外公在我处就医时得知有嗜睡患者治愈，遂来诊。现患者表情呆滞，目光无神，肢寒畏冷，述睡眠发作时不能自制，现一日数发，有睡前幻觉或醒后幻觉，伴有记忆力明显减退及心悸、乏力明显等症状，舌淡有齿痕，苔白厚腻，脉濡。

既往史：既往健康，无癫痫等神经系统病史。

诊断：发作性睡病。

辨证：脾肾阳虚，湿蒙清阳。

治则：温补脾肾，化湿开窍。

处方：中气法、肾俞、足三里、丰隆、印堂、前顶、百会。

操作：平补平泻法，每日 1 次，10 次为 1 个疗程。

二诊（2016 年 10 月 12 日）：患者治疗 5 次后睡眠发作减少，睡眠时幻觉消失，近两日心悸、乏力明显缓解，患者家长信心大增，遂让患者暂时休学配合治疗。

三诊（2016 年 11 月 5 日）：以上方为主治疗近 1 个月（其间加服人参健脾丸 3 盒），目前患者精神状态良好，发作性嗜睡 5~6 日发作一次，嗜睡时间也有缩短，心悸、乏力不明显，舌淡红有齿痕，苔薄白，脉缓。

四诊（2016 年 12 月 2 日）：患者治疗近 2 个月，自觉神清气爽，记忆力好，10 余天未发作嗜睡现象，除偶有乏力外，余无所苦，舌淡红略胖，苔薄白，脉弱。鉴于患者急于返校上课，停针带人参健脾丸、金匮肾气丸各15天量，按说明服用。

2个月后春节放假时复诊已痊愈，后随访1年未复发。

案2：赵某，男，26岁，于2017年4月12日初诊。

主诉：发作性嗜睡11年。

现病史：患者11年前无明显原因出现发作性嗜睡，并呈逐渐加重趋势，发作时不择时间、地点及活动情况，多处诊治无果后，无奈休学在家。现在患者跟电焊工人学徒，工作时多次嗜睡发作发生危险，无法正常工作，后慕名来诊。患者体型偏胖，精神尚可，反应迟钝，语言不利，嗜睡发作时难以控制，1日发作3~5次不等，近期逐渐加重，曾于骑电动车时睡眠发作而坠入河中。伴有乏力、记忆力衰退明显，时有心烦，舌淡胖有齿痕，苔厚腻，脉滑。

既往史：既往健康，无癫痫等神经系统病史。

诊断：发作性睡病。

辨证：脾虚湿阻，痰蒙清窍。

治则：健脾化痰，醒神开窍。

处方：中气法、内关、足三里、丰隆、印堂、人中、前顶、百会。

操作：平补平泻法，每日1次，留针30分钟，10次为1个疗程。

二诊（2017年4月21日）：患者治疗7次后自觉头脑较前清晰，记忆力有好转，但睡眠发作时仍不可控制，舌淡胖有齿痕，苔仍厚腻，脉滑。加神门加强清心开窍。

三诊（2017年5月2日）：患者发作性嗜睡开始减少，发作时用凉水洗脸多数即可缓解，语言流利，脉舌好转，效不更方，隔日1次，继续治疗。

四诊（2017年7月15日）：患者治疗3个月，针刺50余次，现神清气爽,语言流利,记忆正常,近1周嗜睡未发作,舌淡红,质略胖,苔薄白,脉和缓。隔日1次,单独针刺中气法巩固7次,以观后效。

五诊(2017年8月1日):诸症痊愈,嗜睡未复,停针观察。随访6个月未复发。

按语:发作性睡病,主要表现为白天有不可抗拒的短暂睡眠发作,发作时虽力求保持清醒,但不能自制,很快即进入睡眠状态,睡眠一般持续数分钟至几十分钟不等,每日可发作多次,发作不择时间、地点及活动情况。结合该病无器质性病理损伤的临床特点,并根据《灵枢·寒热病》"阳气盛则瞋目,阴气盛则瞑目",认为此证属"阴",病位在"心",治疗当明确"阴"之来源。案1患者辨证属脾肾阳虚,湿蒙清阳,脾阳不足,运化失职;肾阳虚损,水湿不化;水为阴邪,更伤阳气,水为阴邪,变动不居。阴主静,阳主动,阴气盛则瞑目。至虚之处,乃留邪之处,心主神明,水气凌心,神窍受蒙,则嗜睡,心悸,记忆力减退;湿邪困脾则乏力;脾主四肢,肾主温煦,脾肾阳虚则肢寒畏冷,舌淡有齿痕,苔白厚腻,脉濡均属阳虚湿胜之证。治疗用中气法斡旋中焦,健脾补肾,先后天同调,中焦一活,清升浊降,气机流通,则正复邪去;加肾俞、足三里、丰隆加强健脾补肾,化痰祛湿之功效,印堂、前顶开窍醒神,安神定志,百会为诸阳之会,通阳气于脑,有离照当空,阴霾自散之意。

案2患者,脾虚湿阻,痰蒙清窍。湿阻日久,有化热趋势,治用中气法健运中焦,升降有序,脾健湿去而郁热除,加内关清心开窍,足三里、丰隆健脾化痰,印堂、人中、前顶醒脑开窍,安神定志,治疗失眠和多寐均用安神定志诸穴,其理在于提高正常睡眠质量、减少异常睡眠,有邪不压正之意,百会通阳,其理同上，复诊时加神门加强清心开窍，宁心除烦之效，考虑病久邪深，隔日针刺 1 次，调动机体自我康复能力，利于愈后不易复发。

两例患者，均以脾虚湿犯，蒙蔽心窍为主证，一例夹阳虚，一例夹化热，临床治疗也应灵活机动，紧扣病机，方能取效皆然。

11. 郁证

案 1： 索某，女，33 岁，于 2013 年 9 月 21 日初诊。

主诉： 心境低落伴失眠消瘦 6 月余。

现病史： 患者诉 6 个多月前因与丈夫吵架后出现心境低落，郁闷，无精打采，疲乏无力，纳呆，入睡困难，梦多，夜间易醒，甚至整天几乎不能合眼，每天睡眠时间约 1 小时，体重逐月下降，半年来体重已经下降 10kg，善太息，胸腹部满闷，便溏。多次就医，各种检查均未发现器质性疾病。现患者闷闷不乐，言语少而迟钝，唉声叹气，心烦着急，胁胀，不欲饮食，寐差，纳呆，乏力，便溏，舌质淡，苔薄白，脉弦细。

诊断： 郁证。

辨证： 肝郁气滞，心脾两虚。

治则： 疏肝理气，解郁健脾。

处方： 中气法、百会、上星、印堂、头六针（定位以头顶前正中线旁开 4.5 寸，入发际 1 寸、2 寸、3 寸左右各取 3 穴）、太阳、膻中、内关、神门、太冲。

操作： 上穴平补平泻法，留针 30 分钟，每日 1 次。同时予以心理疏导，鼓励培养爱好，户外活动。

二诊（2013 年 9 月 24 日）： 针 3 次患者睡眠改善，每夜可以睡 4 小时。

三诊（2013 年 10 月 3 日）：患者有饥饿感，饮食较前改善，诸症皆减。继续针灸 10 次。

四诊（2013 年 10 月 13 日）：患者自觉良好，无不适感，体重增加，精神状态良好。临床告愈。

案 2：郭某，女，18 岁，于 2012 年 10 月 12 日初诊。

主诉：（其母代述）不能入睡，四肢僵硬 1 月余。

现病史：患者 1 个多月前因学习压力大导致失眠，曾在某门诊口服抗精神病药治疗，导致其目光呆滞、神情淡漠，多睡但不实，不欲食。其母予以停药，后出现全身僵硬、口不能张，不能言，不能行走，夜不能寐。经人介绍至我处求治。

患者来诊时由两人扶入诊室，不能站立，面色黄，目光呆滞，口不能张，伸舌不能，舌体颤动，双手僵硬如爪状，舌质淡，苔白略腻，边有齿痕，脉细数。

诊断：郁证。

辨证：气虚痰阻，心神失养。

治则：豁痰开窍、宁心安神，

处方：百会、四神聪、前顶、囟会、神庭、印堂、头六针、太阳、内关、神门、大陵、合谷、三阴交、太溪、太冲、足三里。同时予口服艾司唑仑 1mg，每晚睡前服。

操作：初期治疗予浅刺，每次留针 10 分钟。

同时给予心理疏导和行为治疗。嘱家属带患者走出去，进行适当的社交活动。

二诊（2012 年 10 月 27 日）：治疗 2 周，患者睡眠安，可简单交流，吐字不清，一人搀扶行走，四肢仍僵硬，目光较前有神，停服艾司唑仑，继续针灸治疗。针灸在本方案上加中气法以培补后天。每次留针 25 分钟，继治疗 1 个月。

三诊（2012 年 11 月 27 日）：患者可自己行走，可自述病情，表情仍呆滞，四肢活动不灵活，可自己穿脱衣服，纳食佳、睡眠安。治疗仍以上法。

四诊（2013年1月13日）：自行步入诊室，表情自如，纳食佳，病告痊愈。

随访半年无复发。

按语：郁证的发生一则与患者本人的体质、承受能力有关，一则与外界事件刺激的程度、持续时间有关。患病人群往往认真、固执、心气高、易走极端。我们总结临床60余年的经验，独创"调神法"治疗顽固性失眠、抑郁症，效果好、疗效快。选穴以百会、上星、神门、内关、太冲、头六针为主。脑为元神之府，督脉入络脑，百会、上星可调理脑神。心藏神，神门为心经原穴，内关为心包经络穴，二穴可调理心神而安神定志；内关又可宽胸理气；太冲疏肝解郁；头六针则为我们治疗郁证的经验穴。

案1患者在和丈夫吵架后出现精神抑郁伴失眠纳呆，且呈持续性加重状态，体重下降明显，为肝郁气滞，肝脾不和，心脾两虚。中气法穴取上脘、中脘、建里、下脘、天枢、水分、气海和中解郁、升清降浊。配合百会、上星、印堂、头六针、太阳、膻中、内关、神门、太冲，安神定志，镇静安神。共奏疏肝理气，解郁健脾宁神之功。

案2患者系在校学生，因学习压力大出现失眠，本应给予疏导安慰，却被误治给予精神类药物治疗。又突然断药导致其目光呆滞、神情淡漠、全身僵硬、夜不能寐等一系列症状。患者本病的发生缘于精神压力大；面色黄，舌质淡，苔白腻，边有齿痕，是气血不足，痰湿瘀阻的表现。"百病皆由痰作祟""怪病多痰"，痰阻于经络，痰迷心窍，所以诊治此病以豁痰开窍为切入点。结合患者气血不足之状，诊断为气虚痰阻，心神失养。

脾为生痰之源，肺为贮痰之器，治痰先健脾，脾健痰自消。采用中气法健脾化痰，和中消导。以百会、四神聪、前顶、囟会、神庭、印堂、头六针、太阳、内关、神门等醒神开窍，安神定志。加以心理安慰，促使患者神志安定，平心静气，配合治疗。

12. 精神分裂症

张某，女，30岁，于2018年7月3日初诊。

主诉：精神失常加重3天。

现病史：患者10天前携幼儿旅游，沿途遇惊吓未加注意，回家后出现精神紧张、失眠、胆怯，渐发展至语无伦次，近3日精神异常敏感，稍有动静即恐惧、喊叫，甚至打人毁物，当地医院建议入住精神病医院治疗，家属拒绝后求助中医。

现患者表情恐惧貌，左顾右盼，警觉异常，问之语无伦次，舌红苔厚，脉滑数。

既往史：4年前有精神病史，由我处针灸治愈。

诊断：精神分裂症（狂证）。

辨证：痰火扰神。

治则：泻火豁痰。

处方：①针灸：印堂、头六针（经验穴）、神门、内关、丰隆、足三里、太冲。②中药：酒大黄15g，莱菔子12g，郁金12g，白矾6g。水煎服，每日1剂。

操作：平补平泻，缓缓调气手法，每日1次，10次为1个疗程。

二诊（2018年7月11日）：以此方案连续治疗7日，现症状明显缓解，询问病情能正常与医生交流，药后泻臭秽便甚多，现睡眠差，易醒多梦，自己不敢独处，舌红苔薄白，脉细数。

停中药,以头六针加印堂、中气法,手法同上。

三诊(2018 年 7 月 19 日):患者面色红润,喜笑颜开,诸症消失,嘱其清淡饮食,避免嘈杂环境和精神刺激,停针观察。

随访 3 个月未见复发。

按语:狂证多以精神亢奋,狂躁多怒,喧扰不宁甚至打人毁物为特征,究其原因,常由痰火涌盛,上扰心神,或痰火瘀血阻塞心窍等原因所致。该例患者曾因精神刺激罹患该证,痊愈后一如常人,此次病起惊吓,惊则气乱,逆乱之气携痰火上扰心神,以致神志错乱。结合《素问·至真要大论》"诸躁狂越,皆属于火",及《素问·病能论》"有病狂怒者,此病安生? 岐伯曰:生于阳也"的论述,治疗从"火"、从"阳"入手。虽属阳证,治疗并不用泻法,而以徐徐和缓、反复调气令之和为目的。此谓"此属从治",病属阳之极,手法当"急则缓之",如用常规泻法,势必以强刺激针法,难免使患者精神更加紧张,必不利于病情恢复。

患者首次针刺时因惧怕不配合,使患者家属握其手,医生耐心开导、安慰,进针后缓慢行针调气,以印堂为主,行针约3 分钟时,患者便平静下来;约 5 分钟时,患者进入睡眠状态,针毕判若两人,10 余日来第 1 次和家属正常交流。以此为主结合中药泻热豁痰,7 日即神清痰消,后去中药以免伤正,以中气法周流气血,燮理阴阳,扶正邪去则神清志安而病愈。

13. 胃下垂

案 1:马某,女,30 岁,于 1998 年 10 月 11 日初诊。

主诉:胃下垂 6 个月。

现病史:患者 1 年前在家中拉土搬砖建房后,时感饭后胃部不适胀满并有下坠感,有时微痛,饮食逐渐减少,经医治无效,体质较前瘦弱。6个月前曾在某县人民医院行X线钡餐透视示:胃下极在两侧髂嵴连线下方9cm,诊为胃下垂。住院输液、西药治疗后,效果不明显来诊。

现患者面色无华,平卧时上腹呈"舟状腹"。舌质淡红,舌苔薄白,脉象沉缓无力。

诊断:胃下垂。

辨证:脾胃虚弱,中气下陷。

治则:健脾益气升清。

处方:百会、中气法、足三里、胃上穴(位于脐上2寸,前正中线旁开4寸,当大横穴上2寸处)。

操作:胃上穴向肚脐方向平刺2.5~3寸,采用中强度刺激手法,至患者自觉有较强的收缩上提感,隔日针刺1次,每次留针30分钟,中间行针2~3次。其他穴位用补法,每日1次,留针30分钟。

二诊(1998年10月21日):连针9次,食欲增加,腹胀下坠等症状均明显减轻。

三诊(1998年10月30日):仍用上法继续治疗,自觉症状完全消失。

四诊(1998年11月6日):X线钡餐复查提示胃部位置已回升至正常。

半年后随访,身体健康,未见病情反复。

案2:王某,男,51岁,于2010年8月5日初诊。

主诉:胃痛2年,加重2天来诊。

现病史:患者20年前常感胃脘堵塞不适,2年前开始胃痛,曾于某医院钡餐透视,提示胃底在两髂嵴连线下3cm,诊断为"胃下垂"。在某中医门诊服中药40余剂未效。近2天来胃痛加重,有堵塞感,胀满,嗳气,胸背痛,疲乏气短,腹胀下坠,食后坠重,纳少,大便稀薄,体质偏瘦,精神不振,面色黄暗,舌苔白厚,脉沉细而弦。

诊断: 胃下垂。

辨证: 脾胃虚寒,气虚下陷。

治则: 益气升提,健脾理气。

处方: 百会、胃上穴、中气法、脾俞、胃俞、关元、足三里、阴陵泉。

操作: 胃上穴用2.5寸30号毫针刺入皮下后,针身斜向神阙方向,拇指向前,示指向后徐徐捻入,患者感到腹部抽搐为得气,留针30分钟,其他穴位按常规施术,每日1次。

二诊(2010年8月18日):针刺10次后症状明显好转。

三诊(2010年9月3日):针刺20次后,患者胃胀、下坠感消失,纳佳,仅有胃部反酸。再经超声波胃空腹饮水试验,饮水500ml后,胃上投平剑突下3cm,胃下投平脐上5cm。

四诊(2010年9月15日):为巩固疗效又治疗10天。

共治疗近2个月而痊愈,已恢复工作。随访半年未复发。

按语: 胃下垂多由体质素虚或其他慢性疾病使脾胃功能减退,导致中气下陷而成。

案1患者是由一过性重体力劳动所致,虽体质一般,但发现早、治疗及时,还未达到极度衰弱,所以针治获得较好效果,也未见病情反复。百会穴,可升阳举陷、补气固脱,为治疗中气下陷之主穴,中气法、足三里和胃上穴,是针治胃下垂的常规选穴处方。中气法、足三里是肠胃疾患的常用穴,两组穴位具有促进胃肠蠕动,助长消化,加速排空的作用。因此,施针往往使其饮食增加,腹胀胃痛减轻或消失,并有控制反酸和嗳气的作用。胃上穴为经外奇穴,有健脾益气升清之功。对此穴深刺要掌握方向,沿皮斜刺至脐部,不要使针尖进入腹腔,以免伤及内脏。

案2患者身体素亏,患胃部堵塞感20年,饮食减少,禀赋不足,阳气衰弱。脾胃居于中焦,是升降运动的枢纽,升则上输于心肺,降则下归于肝肾,因此脾胃健运才能维持正常功能。若脾胃气虚(即中气虚)则升降失常。脾不运化,胃失和降,故常年嗳气,腹胀下坠,胃脘隐痛。治以益气升提,健脾理气,用捻转补法以升发脾气,使中气充实,胃气上升,恢复正常生理功能。胃上穴为奇穴,有促进脾气上升之功;中脘为胃募穴,能健运脾阳,疏调胃气:足三里是胃经合穴,能健身扶益中土,疏通胃气;气海为元气之海,可振奋阳气,促进脾阳上升;胃俞为胃的背俞穴,能调和胃气;上脘、脾俞温运脾阳,疏调中气;天枢为大肠经募穴,能调畅胃肠气机;关元大补元气,使相火温煦脾阳之气上升;阴陵泉健运利湿,使肾阳上煦脾阳,则脾气充实,胃气得降,清气上升,从而阴阳平衡,胃下垂得愈。

14. 呃逆

任某,男,68岁,于1998年6月初诊。

主诉: 频繁呃逆不止1周。

现病史: 10天前晨起自觉左半侧肢体不能活动,伴口眼㖞斜,无恶心、呕吐,意识清楚,急送某三甲医院行CT检查,诊断为"脑梗死",住院给予常规治疗。1周前,患者开始出现呃逆,呃声时断时续,未予治疗。5天前,呃逆逐渐加重,终日不止,影响睡眠休息,采用各种西药治疗无效,请求中医针灸会诊治疗。

患者痛苦面容,呃逆频繁,呃声洪亮,不能进食,伴有胃脘、胁肋部胀满不适,面色潮红,舌质红,苔薄黄,脉弦数。

既往史: 高血压病史 20 余年,平素血压 160/95mmHg 左右。

诊断: 呃逆。

辨证: 肝胃不和,胃气上逆。

治则: 疏肝和胃,理气降逆。

处方: ①针灸:膻中、期门、膈俞、中气法、内关、足三里、太冲。②中药:醋制香附 12g,代赭石(先煎)30g,川楝子 15g,白芍 30g,旋覆花(包煎)9g,厚朴 10g,枳实 10g,柿蒂 10g。5 剂,水煎服,每日 1 剂。

操作: 平补平泻法,每日 1 次,留针 30 分钟。

治疗后呃逆立止,嘱其按时服中药。

二诊: 昨日治疗后,有 5 个小时左右无呃逆,随后呃逆又出现,但呃声减轻,晚上可休息睡眠,患者心情有所改善,已见效,效不更方,继续治疗。

三诊: 经 3 次治疗,呃逆消失,胃脘舒适,停针,剩余中药继续服完,病告痊愈。

按语: 患者由于突发中风,忧虑、焦急、恐惧等心理负担加重,中医学认为:肝主疏泄、喜条达,调畅气机,调畅情志,促进脾胃的运化功能,肝气郁结则气机不利;肝主藏血,体阴而用阳,病久郁怒伤肝,肝血不足,阴虚则阳亢,气机逆乱。肝旺克脾(胃)土,肝气犯胃则肝胃不和,胃为阳腑,主受纳,泻而不藏,以降为顺,逆气上冲则呃逆不止。如张秉成《成方便读》所言"夫呃逆一证,其声短促,连续不断之象,虽其证有火有寒,皆能所致,然无不皆自胃腑而来者,以胃气下行为顺,上行为逆，或邪搏胃中，则失其下降之令，即上出于口而为呃矣"。《古今医统大全》曰："凡有忍气郁结积怒之人，并不得行其志者，多有咳逆之证。"故治疗上以降气为大法，然中风所致呃逆，其根本原因为肝郁气滞，又常因情志不畅诱发或加重，故多表现症状较重且缠绵难愈，基于此证，当集疏肝、平肝、柔肝、清肝于一体，使肝气得舒，肝旺得平，肝体得养，肝热得清。病因一除，肝胃调和，气机畅通，则呃逆自除。故针用气之会穴膻中、肝之募穴期门疏肝理气，宽胸降逆，配足厥阴经之原穴太冲，增强疏肝理气的作用，且可清泄肝热；病位在胃与膈肌，选用膈俞，和胃降逆，宽膈理气，中气法健运脾胃，补气培中，内关宽胸利膈，畅通三焦气机，足三里为足阳明经之合穴，合治内腑，可和胃降逆。诸穴配合，呃逆得除。因患者十分痛苦，故当时加用了中药。方中取香附疏肝解郁，代赭石潜镇降逆，白芍养血柔肝，酸甘敛阴，川楝子清肝热理气，起到调肝的作用，伍以枳实、厚朴行气除满，调畅枢机，柿蒂苦温降气，旋覆花除噫降气而为止呃之要药，与代赭石配合共降浊逆之气。诸药配伍，肝气条达，逆气降，中焦枢机通畅，脾升而胃降，病自当除。

15. 厌食症

乔某，男，62岁，于2018年3月20日初诊。

主诉：厌食、消瘦1年余。

现病史：患者1年前因生意失利，郁郁寡欢，一蹶不振，逐渐出现纳呆、厌食，严重时水米不进，靠输液维持，经多处就医排除器质性病变，诊为：神经性厌食。给予中西药治疗，疗效不甚满意，伴有神疲乏力、失眠多梦，体重下降明显，由病前

100kg 降至目前的 50kg 左右。经友人介绍来诊。

患者体形消瘦，驼背，面色苍白无华，精神萎靡，四肢乏力，畏寒，不能正常活动，气短心悸，失眠多梦，纳呆厌食，闻炒菜、油烟味即恶心欲吐，现每天只能进流食，进食即呃逆、胃脘不适，每日勉强啜粥 500~1 000ml，间断靠输营养液维持，大便 10 余日 1 行，舌淡苔白厚腻，脉弦。

既往史： 既往体健，无肝炎、结核及自主神经功能失调等病史。

诊断： 厌食症。

辨证： 肝脾不调，胃失和降。

治则： 疏肝理气，健脾和胃。

处方： 中气法、足三里、期门、阳陵泉、内关、膻中。

操作： 平补平泻法，每日 1 次，10 次为 1 个疗程，每疗程间隔 3 日。

二诊（2018 年 3 月 31 日）：患者治疗 10 次，纳食量少尚无明显改善，但进食后不再呃逆，胃脘无不适感，舌苔厚腻有缓解，嘱患者逐渐加食，继续治疗。

三诊（2018 年 4 月 13 日）：患者已能少进主食 3 日，进流食量较前增加 1 倍，仍厌油腻。睡眠可，四肢渐温，神疲、乏力好转，大便 3 日 1 行，舌淡苔白厚，脉弦缓，效不更方。

四诊（2018 年 4 月 26 日）：患者治疗月余，厌食明显好转，除尚不能食荤腥外，饮食量接近正常，体重自治疗以来增加 5kg，精神可，面色渐红润，乏力明显缓解，可以正常散步，大便每日 1 行。

五诊（2018 年 5 月 15 日）：饮食基本恢复正常，舌淡红，脉和缓，嘱加强锻炼，停针观察。

6个月后随访饮食正常,体重增加20kg。

按语: 神经性厌食,多见于13~20岁的年轻女性,是常由节食引起的一种进食障碍,属于精神科领域中的"心理生理障碍"一类。严重患者若未得到有效治疗,可因极度营养不良而出现机体衰竭,甚至危及生命。

该例为62岁男性患者,临床较为少见,患者发病前有明显情志因素,致使思虑伤脾、肝气郁结,脾虚失却健运,肝郁不为胃疏泄,以致胃纳停滞,脾运不行,故患者厌食、呃逆。《灵枢·五味》说:"故谷不入,半日则气衰,一日则气少矣。"患者厌食达1年之久,气血匮乏,故而乏力肢冷、心悸失眠等诸症蜂起。证属肝脾不调,胃失和降,治当疏肝理气,健脾和胃,方用中气法健运中焦,疏肝解郁,升清降浊,胃经之合穴足三里配合中气法及胃募穴中脘,可进一步加强健运脾胃,升清降浊之力。《灵枢·顺气一日分为四时》曰:"经满而血者,病在胃及以饮食不节得病者,取之于合。"《难经·六十八难》又曰:"合主逆气而泄。"临证腑病多取募穴与合穴,此募合相配,增强疏通胃气而升清降浊;取肝之募穴期门、胆经之合穴阳陵泉疏肝利胆,降逆平冲;取心包经之络穴内关,开胸脘之郁结,配合膻中,利上焦、宽胸膈、降气通络,此为治疗气郁、气逆纳呆之经验配穴,我们认为,气郁胸膈则胃口不开,纳食不下,膻中、内关开胸理气,通络解郁,上开则下通。

16. 便秘

案1: 乔某,男,72岁,于2013年8月3日初诊。

主诉: 大便干结3年,加重1年。

现病史: 患者 3 年前开始出现大便干结,兼有腹胀腹痛,时轻时重,重时需要使用开塞露辅助大便。近 1 年来便秘加重,大便干结难出,往往呈羊粪球样,有时 10 余天方解 1 次。经人介绍求诊于我处。

患者面色淡白无华,形体适中,纳少、眠差,胃脘时有隐痛,无压痛,时觉腹胀不适,舌质淡,边有齿痕,苔薄白,脉细弱。

诊断: 功能性便秘。

辨证: 气虚津亏,肠燥失荣。

治疗: 滋阴补气,润肠通便。

处方: 中气法、关元、腹结、合谷、足三里、上巨虚。

操作: 针刺治疗加 TDP 腹部照射,针刺手法以轻柔手法为主。每日 1 次,留针 30 分钟。

二诊(2013 年 8 月 10 日): 治疗 1 周后患者每天自觉有便意,仍难排出,需灌肠排便。

三诊(2013 年 8 月 18 日): 治疗半个月后,患者 2~3 日排便一次,大便为较干硬条状,自觉胃脘舒畅、腹胀明显减轻。

四诊(2013 年 9 月 6 日): 继续治疗半个月,患者可每天自行排便,质黄软,病告痊愈。

随访半年,一切正常。

案 2: 李某,女,38 岁,于 2013 年 8 月初诊。

主诉: 大便难解 10 余年。

现病史: 患者有慢性胃炎病史多年,饭后胃脘胀满不适,伴有大便干结,无便意,7~8 日 1 行,曾药物治疗未见好转。每次需靠灌肠排便。来我处欲求针灸治疗。

查其面色红润,形体适中,纳少、眠差,胃脘时有隐痛,下腹无压痛,唯觉腹胀不适,舌质红,苔薄黄,脉细略数。

辅助检查: 胃镜示慢性浅表性胃炎。

诊断: 功能性便秘。

辨证: 脾胃积热,邪热内结。

治疗: 清热理气,润肠通便。

处方: 中气法、合谷、足三里、上巨虚、内庭。

操作: 针刺手法以泻法为主,每日1次,留针30分钟。

治疗3日后患者自觉胃脘疼痛及腹胀明显改善,有便意仍难排出。治疗7日后,患者有1次自行排便,仍大便干结,10日后,每2日有1次大便,自觉胃脘舒畅、腹胀明显减轻。继续治疗半个月患者可自行排便。病告痊愈。

按语: 便秘是一种临床常见病,各种人群均可发生,常发生于生活不规律、心理压力大、过度紧张的人群。便秘的发生常与饮食不节、情志失调和老年、幼儿体虚等因素有关。基本病机是大肠传导不利。古代文献中的"脾约""燥结""秘结"等均指此病。且便秘患者多伴有慢性胃肠疾患,治疗时除润肠通便外,还应兼顾调畅脾胃的气机。

案1患者年事已高,正气虚衰,采用中气法治疗,补益中气,调理肠胃,增强推动之力;案2患者脾胃积热,导致肠腑壅塞不通,也是采用中气法治之,加上清泻胃热的内庭,收到了良好效果。再次体现了中气法的作用,即中州脾土为后天之本,主中央运四维,斡旋上下,交媾水火,运化水谷,摄取精微,以化生血气而奉养生身。而中气法具有滋阴、通里、清热、调气、理气、消导、升清、降浊功效。

17. 慢性结肠炎

案1: 马某,男,32岁,于2012年3月10日初诊。

主诉: 腹痛、腹泻伴脓血便3年。

现病史:患者 3 年前无明显原因出现腹痛、腹泻,大便夹杂脓血而下,每日五六次甚至十余次,经多种中西药叠进,加之灌肠、针灸等方法治疗,毫无寸功,身体日渐消瘦,疲乏无力,面色萎黄,体瘦驼背,手足冰凉,声低语微,不时用手揉按腹部。食少腹痛,脓血便,每日 3~6 次,少食荤腥、生冷食品即加重明显,舌淡胖有齿痕,苔白,脉弦迟,按之无力。

诊断:慢性结肠炎。

辨证:脾虚肝陷。

治则:扶脾益肝。

处方:中气法、神阙。

操作:中气法按要求操作,艾灸神阙每次 15 分钟。每日 1 次,7 次为 1 个疗程。

患者治疗 3 次即显疗效,共治疗 5 个疗程诸症消失,面色渐有红润,体亦少丰,直腰拔背,喜笑如常,嘱患者注意饮食,服参苓白术散 1 个月以善后,随访半年未复发。

案 2:徐某,女,70 岁,于 2017 年 3 月 10 日初诊。

主诉:腹痛、腹泻 10 年,伴脓血便 1 年。

现病史:患者 10 年前因过度劳累加情绪不调,出现腹痛、腹泻症状,未加注意,后症状逐渐加重,1 年后出现脓血便。经某医院肠镜检查:乙状结肠可见散在溃疡面,肠壁水肿。诊断为:溃疡性乙状结肠炎。对症治疗,症状时好时坏,近因生气后症状突然加重,脓血便,每日达 5~6 次,面色青黄,体瘦懒言,口苦纳呆,情绪不稳,时时呃逆,失眠多梦,腹痛即泄,泄后痛稍减,诸症每于生气时加重。舌胖质红,苔薄微黄腻,脉弦数。

诊断:慢性结肠炎。

辨证：脾虚肝郁。

治则：健脾疏肝。

处方：中气法、印堂、神门。

操作：中气法按要求操作，印堂、神门平补平泻，每日1次，7次为1个疗程。

二诊（2017年3月17日）：治疗1个疗程，患者腹痛明显缓解，大便次数减为每日3~5次，脓血减少，但白黏冻样黏液较多，睡眠可，烦躁易怒逐渐好转，仍有疲乏无力，纳食不馨，呃逆不舒，舌淡胖有齿痕，脉弦缓。去印堂、神门，加合谷、太冲，足三里，艾灸关元。

三诊（2017年3月23日）：诸症均有缓解，情绪稳定，睡眠、纳食馨，面色渐转红润，大便每日2~3次，尚不成形，血肉眼不见，带有黏液，效不更方。

以上方为主治疗9个疗程，诸症基本缓解，饮食不周时大便易不成形，余无所苦，停针灸，嘱服人参健脾丸1个月善后。

半年后随访未见复发。

按语：慢性结肠炎属中医腹泻范畴，包括现代医学的非特异性溃疡性结肠炎、痢疾等，主要表现为：腹痛、腹泻、便带脓血，炎症累及直肠者伴有里急后重。慢性结肠炎病情较为复杂，病机多寒热错杂，虚实夹杂，欲求病理，先明生理，《黄帝内经》曰："饮入于胃，游溢精气，上输于脾，脾气散精，上归于肺，通调水道，下输膀胱。水精四布，五经并行。"此为正常生理下饮食入胃，水谷精微经脾的运化，化生精血，由肺布散至全身的过程。在某些致病因素下，一旦打破了脾的运化，肺的敷布精血及通调水道的平衡，使清浊相干，就易出现水谷夹杂而下导致便溏、泄泻，甚者精血得不到升清布施，随大便而出造成便带脓血。正如《黄帝内经》曰："清气在下,则生飧泄。"因此,临床治疗该病注重调整"中气",提出"中土失职是形成该病的病理基础,肺不布精,精血夹杂而下是该病的发展表现"。但临床所见,该病很少在初期得到有效治疗,多迁延难愈致使病机错综复杂,累及肝、脾、肾、肺、大小肠等多脏腑功能。究其原因根于中土失调,失其升降运化之职,戊土不降,则心肺气火上滞而不降,己土不升,则肝肾精血下郁而不升,甚则心肺上逆而气火弥漫于上,肝肾下陷而精血寒滑于下,致使上热下寒,心肾不交,诸脏失职,疾病乃起。治疗该病,宜取中气法。其主要作用为调和中土,以交通心、肺、肝、肾。脾胃调和,水谷精微运化正常,便溏、泄泻可得恢复,气血生化方能有源,脾气得升,夹肝肾之精血润升于左,精血不随下利杂下,胃气得降,助心肺之气血肃降于右而朝百脉、布精血,水液、精血转归有序,各就各位。如此脾胃得健,斡旋中焦,升清降浊,水升火降,心肾交泰,气血调和,正气充沛,疾病得消。

案1 患者素体脾虚不健,中气不升,以致肝郁下陷,治疗以扶中健运为主,中气法斡旋中焦,升降有序,助心肺之气血肃降于右,使肝肾之精血润升于左,故不健脾而脾升,不疏肝而肝柔,神阙乃培元固本、回阳救逆、和胃理肠之要穴,又称为脐中,《针灸资生经》曰："若灸溏泄,脐中第一。"该例患者,辨证明确,处置得当,针灸结合,中药善后,故取效甚捷。

案2 患者,脾虚肝郁,西药杂投,取效甚微,以针灸中气法使清升浊降,健脾润肝,脾气得健则运化有常,肝郁得舒则郁热自消。初诊加印堂宁心安神、心经神门清心安神。二诊睡眠可,症有所减,郁火见消。但脾虚突出,肝郁未解,故去印堂、神门,加四关、足三里,以加强疏肝理气、和胃畅中的功效,患者年事已高,虚证渐现,加艾灸关元以起温复元阳、釜底助薪之功,后期以人参健脾丸1个月善后。

18. 肠梗阻

案1:耿某,女,55岁,于2018年12月10日初诊。

主诉:腹胀、腹痛、无大便10天。

现病史:患者3年前因子宫肌瘤行子宫全切手术,术后1个月开始出现腹胀、腹痛,排便不利,术后3个月时突然腹痛、腹胀加重,不排气,无大便,经某医院诊断为:粘连性肠梗阻,行手术治疗,术后缓解。此后每半年左右发作肠梗阻1次,共行松解肠粘连手术3次,此次发病前患者因受凉后出现腹胀痛,不排气,无大便,紧急住院行胃肠减压治疗10余天无效,外科医生不建议再次手术,嘱转省级医院或请中医会诊治疗。

患者消瘦,痛苦面容,腹胀如鼓,疼痛拒按,腹部X线检查可见肠管扩张、积气和液平面。舌胖有齿痕,苔白厚腻,脉濡数。

诊断:肠梗阻。

辨证:脾虚湿阻,传导失司。

治则:健脾利湿,通腑散结。

处方:①针灸:中气法、足三里。②中药:白术20g,苍术10g,陈皮15g,厚朴15g,泽泻12g,猪苓12g,茯苓30g,肉桂6g,炙甘草6g。水煎服,每日1剂。

操作:平补平泻法,留针40分钟,每日1次。

二诊(2018年12月14日):经上述治疗3日,今日查房时患者已排气,腹痛、腹胀稍有缓解,治疗同前。

三诊(2018年12月18日)：治疗7日，昨天患者大便得下，腹胀痛顿失，舌苔转薄腻，脉较前稍有力而数。患者要求出院，继续中医治疗。

四诊(2018年12月31日)：腹胀痛消失，饮食，大便正常，舌淡苔薄白，脉弱。停针药观察。

随访6个月未见复发。

案2：白某，男，54岁，于2018年5月16日初诊。

主诉：腹胀、腹痛13天。

现病史：患者20天前在农村劳动时不慎扭伤腰椎，经卧床休息和当地理疗1周后疼痛减轻，但仍有酸困僵硬感。后逐渐出现腹胀、腹痛，大便逐渐减少，起初未加在意，以为与卧床休息有关，后逐渐加重，渐至数日不大便、不排气，腹胀难忍伴呕恶。急于我市某三甲医院门诊行腹部X线检查，诊为肠梗阻，住院治疗，经胃肠减压等保守治疗1周无效出院来诊。

患者面色暗，体态偏胖，腹胀满疼痛拒按，不时呻吟，腰酸坠痛沉重、僵硬发凉，右腿后侧痛麻不适，舌胖暗，苔厚润，脉沉弱。建议行腰椎MRI。

诊断：①继发性肠梗阻；②腰椎间盘突出。

辨证：脾肾阳虚，湿阻中焦。

治则：健脾补肾，温化水湿。

处方：①针灸：中气法、脾俞、肾俞、大肠俞。②中药：白术20g，茯苓30g，干姜6g，狗脊24g，杜仲24g，巴戟天9g，炙甘草6g。水煎服，每日1剂。

操作：中气法用平补平泻法，背俞穴用补法，留针40分钟，每日1次。

二诊(2018年5月18日)：今日针毕患者感到开始有肠鸣，

旋即矢气,腰椎 MRI 示:L_3~S_1 椎间盘突出,椎管狭窄,马尾神经受压。据此可以明确诊为患者肠梗阻乃继发于腰突压迫,效不更方。

三诊(2018 年 5 月 23 日):治疗 1 周,患者大便已得下 3 日,现大便每日 1 次,腹胀痛消失,腰腿痛亦明显缓解,舌暗红,苔薄腻,脉沉。停针带药 15 剂,回家中药治疗。

四诊(2018 年 6 月 8 日):腹胀痛消失,大便正常,无腰凉、坠痛沉重,右腿后侧痛痊愈,略有麻木不适,舌暗红,苔薄腻,脉沉。嘱服金匮肾气丸 1 个月善后巩固。

6 个月后随访,除右腿时有不适外,肠梗阻未见复发。

按语:肠梗阻属外科急症,中医门诊治疗较少。案 1 患者显是手术后继发肠粘连,致使两年内又行 3 次肠粘连松解术,旋松旋粘,徒增痛苦。中医辨证属于脾虚湿阻,传导失司,治疗以中气法为主,健运中焦,兼通腑实,结合中药胃苓汤和胃化湿,辛甘发散通阳,看似平淡,实有奇效,且有远期疗效。故临床不可拘泥于手术粘连等西医名称,至于中医在诸如粘连性肠梗阻等疾病中的作用机制,尚待进一步研究。案 2 患者的肠梗阻实由腰椎间盘突出压迫神经,继发肠麻痹而致,故单纯治疗肠梗阻无效,中医辨证为脾肾阳虚,湿阻中焦,证属"肾着"。诊断已明,方用针灸中气法加脾俞、肾俞、大肠俞,联合中药"干姜苓术汤",健脾补肾,温化水湿,腰腹同治,其效故捷。

19. 腹痛型癫痫

李某,男,10 岁,2009 年 10 月 15 日就诊。

主诉:阵发性腹部绞痛 1 年余。

现病史：患儿 1 年前无明显诱因出现阵发性脐周疼痛，重时连及上腹，无恶心、呕吐，无腹泻，发作无定时。疼痛发作与饮食、受寒凉无关，每次发作 10 余分钟，喜按。口服、静点解痉剂、止痛剂无明显减轻。至北京某儿童医院查脑电图诊为"腹痛型癫痫"，予抗癫痫药物治疗，无明显好转。现其腹痛阵发，呈绞痛，无恶心、呕吐，无腹泻，纳眠佳，二便调，舌质淡，苔薄白，脉细。查体：腹无压痛、反跳痛，肠鸣音正常。

诊断：腹痛型癫痫。

辨证：中虚脏寒。

治则：健脾补中，缓急止痛。

处方：中气法、间使、合谷。

操作：诸穴直刺、浅刺，平补平泻手法，留针 10 分钟，腹部加 TDP 神灯照射。

治疗 10 次腹痛减轻，发作次数减少。共治疗 20 余次，诸病愈，随访 2 年未复发。

按语：腹痛是指胃脘以下、耻骨毛际以上发生疼痛。肝、胆、脾、肾、大小肠、膀胱、胞宫等脏腑器官均居腹内。足三阴、足少阳、足阳明、冲、任、带等经脉，亦循行腹部，上述脏腑、经络因外感、内伤所致的气机郁滞，使气血运行受阻，或气血虚少，失其濡养，皆可导致腹痛。脏腑气机阻滞，气血运行不畅，经脉痹阻，中医认为"不通则痛"，无论何种原因引起的"不通"，皆可致痛。或是脏腑经脉失养，不荣则痛。

而本例患儿虽然西医诊断为"腹痛型癫痫"，但仍可按照中医辨证方法治之。故中气法健运脾胃，补中缓急，《针灸精粹》说"合谷升清降浊，理大肠气，宣诸气"，取之升清降浊以清脑窍，间使为治疗癫痫经验取穴，诸穴合用，腹痛顽疾竟然而愈。

20. 癃闭

案1：李某，男，85岁，于2014年3月20日初诊。

主诉：小便不利，点滴而出，小腹胀1天。

现病史：患者1个月前突发脑梗死，经治疗后出院。1天前出现小便不利，点滴而出，小腹胀满，自行热敷、按摩小腹无好转，现其小腹憋胀，小便欲解不出，患者烦躁不安，不欲饮食。眠差，大便调。舌质淡暗，苔薄白，脉细数。

既往史：高血压病史30余年；前列腺肥大病史10余年；脑梗死病史1个月。

查体：小腹胀满，稍硬，压之不痛。

诊断：癃闭。

辨证：肾气亏虚。

治则：补益肾气，行气通闭。

处方：气海、中极、委阳、三阴交、太溪。

操作：腹部穴位针后加灸，余穴常规针刺，每日1次，每次30分钟。

二诊：治疗1次患者小便可排出，但仍不利，小腹胀痛。

三诊：上法治疗5次患者排尿基本顺畅。又巩固治疗5次，病告愈。

随访2个月未复发。

案2：连某，女孩，4岁，于2016年12月20日初诊。

主诉（家属代诉）：不能排尿20小时。

现病史：患儿于昨日下午碰伤会阴部后，即不能自行排尿。查腹部膀胱充盈，会阴前方有擦伤，尿道口右侧有一小伤口,局部发红、肿胀。

诊断:癃闭。

辨证:会阴部外伤。

处方:关元、气海、中极、三阴交。

操作:平补平泻法,留针15分钟,每日1次,腹部加TDP神灯照射。

针后立即解出大量小便,继续治疗3次,病告痊愈。

按语:癃闭是由于肾和膀胱气化失司导致的以排尿困难,全日总尿量明显减少,小便点滴而出,甚则闭塞不通为临床特征的一种病证。"癃"是指小便不利,点滴而短少,病势较缓;"闭"是指小便闭塞,点滴不通,病势较急。癃与闭都是指排尿困难,只是程度上的不同,故常合称"癃闭"。癃闭的发生常与久病体弱、情志不畅、外伤劳损、饮食不节、感受外邪等因素有关。本病病位在膀胱,与肾、三焦、肺、脾关系密切。基本病机是膀胱气化功能失常。

案1患者老年男性,既往前列腺增生肥大,排尿时有不畅。此次因脑梗死后出现癃闭,故治疗在补肾益气的同时疏调膀胱,导气下行,取效快,疗效好。中极为膀胱的募穴,可调理膀胱气化功能,通利小便;气海培补元气,太溪补益肾气,2穴共助膀胱的气化功能;委阳为三焦的下合穴,可通调三焦气机,三阴交为足三阴经的交会穴,可调理肝、脾、肾,2穴合用,共助膀胱气化。

案2患儿是由于会阴部外伤,导致气滞血瘀,闭阻经络,影响膀胱的气化功能,以致水道不利,造成尿闭。气海、关元、中极调理膀胱气化功能,通利小便,三阴交活血化瘀,与上穴共助膀胱气化,因患儿病程短,治疗及时,故1次见效,3次而痊愈。

21. 免疫性脑炎

蔚某,女,26岁,于2018年11月8日初诊。

主诉: 筋惕肉瞤1个月。

现病史: 患者1个月前无明显原因出现发热、头痛、咽痛、体温38.2℃,社区诊所按上呼吸道感染对症治疗5天,效果不明显,患者出现烦躁、焦虑、肢体震颤、记忆力明显下降等症状。急诊入住我市某三甲医院内科,治疗1周(用药不详),诸症未见缓解,转院至北京某医院。经脑脊液检查、脑MRI等系列检查,确诊为:自身免疫性脑炎。给予口服醋酸泼尼松每日60mg,奥美拉唑、钙片等辅助治疗。1周后体温逐渐正常,记忆力有所恢复,但情绪急躁和肢体震颤不见缓解,治疗18天醋酸泼尼松用量递减至50mg时,患者出现肢体肌肉不自主跳动、抽搐,以上肢为甚,主治医生建议结合中药治疗来诊。

患者肢体可见不自主抽动、震颤,自述头目眩晕不清,反应迟钝,烦躁不安等。舌胖淡、有齿痕,苔白滑润,脉沉弱而数。

诊断: 自身免疫性脑炎。

辨证: 阳虚水泛。

治则: 温阳利水。

处方: ①针灸:气海、中极、中脘、水分、阴陵泉。②中药:制附子15g,白芍12g,白术24g,茯苓30g,生姜10g。水煎服,每日1剂。

操作: 补法,刺后加灸,7日为1个疗程。

二诊(2018年11月15日): 醋酸泼尼松减为45mg,肢体震颤明显缓解,头目眩晕及情绪烦躁好转,肌肉跳动仍有,守方继用。

三诊（2018 年 11 月 22 日）：醋酸泼尼松减为 40mg，诸症明显缓解，筋惕肉𥆧感偶有，头目清晰，记忆恢复，患者信心大增，舌淡胖，苔白润，脉沉数。去水分加足三里，余同前。

四诊（2018 年 11 月 30 日）：患者自行将醋酸泼尼松全停 5 天，无明显不适。除上肢肌肉偶有跳动外，余无所苦。守方同上，嘱密切观察。

五诊（2018 年 12 月 8 日）：治疗 1 个月，症状消失，舌淡红略胖，苔薄白，嘱停针灸，予中药 7 剂巩固善后。

随访 6 个月未见复发。

按语：自身免疫性脑炎属临床少见病症，表现症状也不尽相同，多见癫痫、失忆、震颤及精神改变等症状。该患者初诊时以肢体震颤和筋惕肉𥆧为主要表现，脉证合参，证属脾肾阳虚，水湿上泛，溢于四肢，水泽筋肉，故现肢颤和筋惕肉𥆧；水湿中阻，清阳不升，故头目眩晕；湿阻气血，下实上虚，心神失养，故记忆力减退。《灵枢·大惑论》："人之善忘者，何气使然？岐伯曰：上气不足，下气有余，肠胃实而心肺虚，虚则营卫留于下，久之不以时上，故善忘也。"

针灸方选气海为元气之海，扶阳益气，补元真不足；中极为膀胱之募穴，针灸补肾培元，合水分助膀胱气化而利小便；下焦阳虚，水泛而中土不截，故针灸胃募穴中脘，温运中宫，健脾利水；配合阴陵泉健脾导水利湿而调运升降。中药方选真武汤温阳化气行水，经方经穴，针药合治，此颇为棘手的疾病，收效之速令患者惊奇。四诊时患者自行将激素骤停，所幸服激素时间相对尚短，加之经方效宏力沉，患者方能得以顺利康复。

22. 脑震荡

马某，男，46岁，于1976年9月30日初诊。

主诉：脑外伤后头痛、头晕、呕恶2个月余。

现病史：患者于2个多月前在车间工作时，因突发意外致使重物砸中头部，出现昏迷，随即被送往某医院急诊室抢救，次日苏醒后转入脑外科，经检查确诊为"脑震荡"，给予对症治疗。患者经治疗近2个月，症状有所好转，但头痛、头晕、恶心、时有呕吐、双目不欲睁、眼球转动不灵活、走路不稳等症改善不明显。出院前来求助针灸治疗。

患者痛苦面容，双目紧闭，语声低微，自述头痛、头晕、恶心、纳呆、时有呕吐、双目不欲睁、全身乏力，走路不稳，舌暗红苔厚，脉沉涩无力。

诊断：脑震荡。

辨证：气机逆乱，脑髓血瘀。

治则：理气开窍，活血化瘀。

处方：上星、百会、四神聪、太阳、印堂、风池、合谷、内关。

操作：轻柔浅刺不留针。每日1次，10次为1个疗程，每疗程间隔2日。

二诊（1976年10月10日）：第1次针刺后，次日即觉头脑较前清晰，每日针刺不留针，至第4次时患者头痛、头晕好转，未再呕吐，加刺足三里、三阴交、太冲，改为留针20分钟，现1个疗程结束，诸症明显好转，舌苔厚、脉涩等情况亦有所改善。

三诊（1976年10月22日）：体位改变时偶有头晕，余症消失，双目睁闭自如，眼球活动仍欠灵活，舌暗红，苔薄白，脉沉，去内关加胆俞。

四诊(1976年11月3日):今日复诊,诸症消失停止治疗。随访1年未见复发。

按语:气机逆乱是脑震荡的基本病机,头部遭受震动,脑髓气机当即逆乱,可有气闭、气滞、气逆、气脱等不同表现。脑为元神之府,脑部遭受外伤,顿时气机逆乱,清窍郁闭而昏迷,清窍复宣者可清醒,甚者可气脱死亡;气行则血行,气机逆乱必血瘀停滞,气逆血瘀,扰动神明则头痛、头晕、步态不稳;元神受郁则畏光、不欲睁目;扰动胃气上逆则纳呆、呕吐;因实致虚,化源不足,则乏力懒言。方选上星、百会、四神聪、太阳、印堂、风池开窍通络,修复清窍,使元神得归、得藏;合谷、内关理气调神,止呕平逆;3日后病情好转,加刺足三里、三阴交健脾养血,活血化瘀,加太冲配合谷为一血一气,有祛瘀血、调血气之效,改为留针加强疗效。三诊时除偶有头晕和眼球呆滞、不灵活外,余症俱痊,辨证属清阳不升,阳气不运,加胆俞助升发一身之阳并主枢也。

23. 吉兰 - 巴雷综合征

案1:张某,女,36岁,于2007年6月18日初诊。

主诉:四肢无力2个月。

现病史:患者2个月前感冒、发热,伴有咳嗽、咽痛、纳呆、腹泻,就近就医按感冒对症治疗3天后,突现口唇麻木,四肢麻木无力,全身发软,几乎不能行走,遂急住本市某三甲医院治疗。入院后病情发展迅速,麻木无力从四肢发展到躯干,第3日出现呼吸肌麻痹、神志昏迷。经脑脊液等理化检查,确诊为：吉兰－巴雷综合征。积极抢救治疗1个月，患者脱离生命危险，但四肢处于瘫痪状态，建议出院前来针灸治疗。

现患者精神萎靡，食欲不振，口干，气短，自汗，全身瘫痪无力，四肢肌肉松弛，弹性差，肌肉萎缩，腱反射消失，肌力为0级，大便干，舌淡苔白，脉浮数无力。

诊断： 吉兰－巴雷综合征。

辨证： 正虚邪恋。

治则： 扶正祛邪。

处方： 1组：肩髃、曲池、外关、合谷、阳溪。2组：髀关、伏兔、梁丘、足三里、解溪、阴陵泉、三阴交。3组：环跳、阳陵泉、飞扬、丘墟、秩边、委中、昆仑。

操作： 以上腧穴每日选1、2组和1、3组交替治疗，采用平补平泻法，每日1次，10次为1个疗程，每疗程间隔3日。

二诊（2007年7月1日）： 今日复诊，患者精神好转，纳食得馨，四肢可以稍微活动，测肌力Ⅱ级，守方继用。

三诊（2007年7月26日）： 上方治疗1个月，患者气短、出汗好，面色逐渐红润，纳食、睡眠、二便可，可自主翻身，四肢屈伸自如，测肌力Ⅲ级，舌淡红、苔薄白，脉弱。

四诊（2007年9月30日）： 以上方加减共治疗3个月，肌力恢复至Ⅳ级，余症消失，停止治疗，嘱其加强锻炼。

3个月后随访，一切恢复正常，迄今未再复发。

案2： 梁某，男，6岁，于2015年2月1日初诊。

代诉： 四肢软瘫2月余。

现病史： 患者于2014年12月无明显诱因出现眼斜，继而呼吸困难，急诊入院。诊断为"吉兰－巴雷综合征"，经抢救治疗脱险。出院后求助针灸治疗。

现四肢软瘫，不能坐立，腹壁反射存在，膝反射、腱反射、肱二头肌反射均消失,感觉正常,舌淡苔白,脉细数。

诊断:吉兰-巴雷综合征。

辨证:气血双虚。

治则:益气养营,活血通络。

处方:中气法、肩髃、曲池、合谷、足三里、髀关、身柱、气海。

操作:针用平补平泻法,留针15分钟,每日1次。

二诊(2015年3月2日):适逢春节期间,断续治疗2周,症状有好转,但不明显。根据患儿症状改用灸法加针刺,灸气海、关元、曲池、足三里、身柱穴。每日1次,每次7壮。

三诊(2015年3月6日):灸治4次后,患儿可搀扶站立,四肢较前有力,针刺改为隔日1次。

四诊(2015年5月5日):经3个月的灸治配合针刺而痊愈。随访半年,患儿已自主出去玩耍。

按语:吉兰-巴雷综合征是常见的脊神经和周围神经的脱髓鞘病变。临床上表现为进行性、上升性、对称性麻痹、四肢软瘫,以及不同程度的感觉障碍。严重者可引起致死性呼吸肌麻痹和双侧面瘫,属中医"痿证"范畴。该病发病前多有外感或胃肠道吐泻症状,如果得到及时、有效治疗,患者肢体麻痹、无力症状可表现轻微,甚至可阻断出现。《黄帝内经》说"邪之所凑,其气必虚""正气存内,邪不可干"。所以,我们认为,该病的形成多由内虚在先,外感在后。患病初期,往往由于正不胜邪而病邪逐渐深入,致使疾病逐渐加重。从临床观察来看,患者的肢体麻木感为向心性加重,根据《金匮要略》述:"从口流向四肢者可治,从四肢流来入口者,不可治"。结合临床实践,我们认为:"凡病从四肢末梢向心性发展者,均为病情加重,多为正气不足。"临床应引起重视。

案1患者发病数日即出现呼吸肌麻痹和昏迷,所幸治疗抢救及时,虽脱离危险但正气大虚,邪恋不去而瘫痪在床。我们认为凡见四肢痿软,食少便溏,纳呆腹胀者,病位当属脾胃。该病病起太阳阳明合病,而患者素体不足,病邪直入脏腑,正虚邪恋,正不胜邪,致使危机重重,治疗选穴采用病因、病机和循经选穴相结合的原则,选足太阳经飞扬、秩边、委中、昆仑,配合手少阳三焦经的外关,以祛邪为主;选手阳明经肩髃、曲池、合谷、阳溪,足阳明经的髀关、伏兔、梁丘、足三里、解溪等扶正祛邪;选足少阳经的环跳、阳陵泉、丘墟和解内外,选足太阴经的阴陵泉、三阴交健补后天,益气养血,兼补三阴。诸穴合用扶正祛邪,灵活补泻,故可见效。

案2患者为急性感染性多发性神经炎,以迅雷之势,侵袭胸膈,使呼吸受阻,幸急救脱险。患儿初期症状眼斜类似中风之证,后期手足不用,不能站立拾物,应属"痿证"范围。患儿初期呼吸困难,系受湿热之邪,阻遏肺气肃降,故上逆而喘急。由于肺居高位,为五脏六腑中的华盖,故以"肺热叶焦"为致痿的主因。后期血虚于气,气虚则血少,不能营贯经脉,筋骨失养,故手足痿软不用。舌淡苔白,脉细数,均为气血双虚之候。

由于阳明为五脏六腑之海,为多气多血之经,故以"独取阳明"为治痿的主法,佐以益气养营,活血通络。灸其身柱、气海、关元3穴以扶正培本,强壮活血养营。灸曲池、足三里以振奋阳明之经气,行气和血,补虚益损。再加随证变通取穴针刺,加速痊愈。

24. 痿证

案1:张某,男,50岁,于2014年12月10日初诊。

主诉:双下肢瘫痪半年余。

现病史：患者于半年前无明显诱因逐渐出现双下肢无力，行走困难，曾在县级人民医院检查，未明确诊断，后到市某三甲医院行 MRI 检查未见异常，按"肌营养不良"给予西药及康复治疗 1 个月，未见明显效果。

现患者肌肉萎缩，不能站立与行动，温热感消失，足趾皮肤变黑。下肢自主运动功能消失，腱反射减退。舌红苔少，脉沉细无力。

诊断：痿证。

辨证：肝肾亏虚。

治则：滋补肝肾，补气和血。

处方：肝俞、肾俞、膻中、膈俞、环跳、血海、足三里、三阴交。

操作：肝俞、肾俞、膈俞置皮内针，余穴平补平泻法，每日 1 次，留针 30 分钟。

二诊（2014 年 12 月 11 日）：自述昨日针刺后下肢有温热感，腿部稍稍有力，能够独立站立几分钟。针刺已显效，守法继续治疗。

三诊（2014 年 12 月 20 日）：前述症状进一步好转，患者信心大增，取肝俞、脾俞、胃俞、肾俞，交替选用置皮内针。加太溪、太冲，施以补法。

经治 1 月余，只感下肢乏力，可独立行动，但不能持久。又经 10 余次治疗，患者自感正常。后改 2 日 1 次。先后经 4 个多月的治疗，基本痊愈。

半年后随访，患者无复发，行动如常，正常上班工作。

案 2：何某，男，38 岁。于 2014 年 8 月 6 日初诊。

主诉：四肢痿软、活动不利 6 个月。

现病史：患者于 6 个月前颈椎滑脱，住院保守治疗 2 个月，现四肢瘫软活动不利，胃纳欠佳，二便正常。

查体：患者面色萎黄，形体消瘦，双手握力差，双上肢肌力Ⅲ级，双下肢肌力Ⅲ级，双下肢肌肉略萎缩。舌淡胖，苔白润，脉沉细。

诊断：痿证。

辨证：脾胃虚弱。

治则：补脾益气，健运升清，兼以补肾强筋。

处方：大杼、肾俞、大包、京门、风池、肩井、肩髃、曲池、手三里、外关、合谷、环跳、髀关、梁丘、足三里、阳陵泉、解溪、悬钟、中封、三阴交、太冲。

操作：行补法，每次8~10穴，交替选用，并艾条灸足三里。每日1次，留针30分钟，10次为1个疗程，疗程间隔3天。

二诊（2014年8月21日）：四肢肌力显著进步，肌力Ⅳ级，可以搀扶行走。

三诊（2014年9月11日）：四肢肌力Ⅴ⁻级，可独自行走，但缺乏耐力，难以持久。

四诊（2014年10月16日）：针治50次后，患者可骑自行车载人，可参加轻度体力劳动，肌力、肌张力恢复正常，肌肉恢复。治疗68次后，停止治疗。随访1年，正常生活工作。

按语：痿证以肢体痿软无力为主要表现，日久可出现肌肉萎缩，《素问·痿论》："治痿者独取阳明""阳明者，五脏六腑之海，主润宗筋，宗筋主束骨而利机关也。冲脉者，经脉之海也，主渗灌溪谷，与阳明合于宗筋，阴阳总宗筋之会，会于气街，而阳明为之长，皆属于带脉，而络于督脉。故阳明虚，则宗筋纵，带脉不引，故足痿不用也"。治疗可"各补其荥而通其俞，调其虚实，和其逆顺，筋脉骨肉，各以其时受月，则病已矣"。

案1患者痿证非属肺热伤津与湿热浸淫，当属脾胃虚弱，受纳运化失常，后天之源不足，肌肉筋脉失养。久病体虚，肾经不足，肝血亏损，筋骨失养，遂成此疾。膻中为气之会穴，膈俞为血之会穴，2穴配用，有补气逐瘀活络之功。背俞穴采用置皮内针的方法可以产生持续的刺激作用，加强治疗效果，起到补益气血，滋补肝肾，配以四肢的腧穴，可促进经络功能的恢复。

案2患者脊椎受损，损伤肾气，肾精不足，肝失滋养，肝血不足，筋失濡润。又肾为先天之本，脾为后天之本，二者不可分割，先天之病必损后天，因此脾肝肾三脏皆病，故表现出肌肉无力、筋脉弛缓、经络不用的"痿证"。选用手足阳明经的髀关、梁丘、足三里、解溪、肩髃、曲池、手三里等穴以壮五脏六腑之海，而滋气血生化之源。每日灸足三里，以其调理脾胃，益气养血，补虚扶正。此外还需补肾壮筋骨，故取肾募京门穴，背俞之肾俞穴以温肾壮阳强筋骨。取骨会大杼穴，大杼系手足太阳之交会穴，有舒筋壮骨之功。取筋会阳陵泉有舒筋活络之效。《玉龙歌》曰："行步艰难疾转加，太冲二穴效堪夸，更针三里中封穴，去病如同用手抓。"取肝经太冲、中封二穴以治其本，调肝养血，强筋活络，肝藏血，筋之所主，肝胆为表里关系，足少阳胆经之分布从头侧行至足，故取胆经之穴加强活血通络之功。脾主四肢肌肉，大包穴为脾之大络，配足阳明胃经之穴以健脾补气活络。全方共奏补脾益气活血，补肾强筋壮骨之效。

25. 动眼神经炎

贾某，男，39岁，于2008年7月20日初诊。

主诉：左眼疼痛伴视物成排、头痛、呕吐7个月。

现病史:患者 7 个月前先出现左眼视物不适,经某医院眼科检查为"左眼视野缩小待查",1 周后继发左目疼痛、视物成排,伴有头顶及左颞侧疼痛,恶心呕吐,数日后症状进行性加重,遂去某三甲医院眼科就诊,经初步检查未能确诊,转至某眼科医院住院治疗。经过两个月的各项检查及对症治疗,结果未能确诊,治疗无效。遂转至北京某三甲医院进一步确诊,1 周后经专家会诊排除眼科疾病,推荐至另一北京三甲医院,再次行脑 MRI 检查后确诊为"动眼神经炎",给予激素及营养神经药等对症治疗,并告知由于病情拖延时间太长,已错过最佳治疗时机,迫不得已时须摘除眼球。患者经上述治疗 2 个月,头痛、恶心、呕吐稍有缓解,但视物成排未能缓解,主治医师嘱咐患者激素不可长期应用,建议找有经验的针灸医生治疗,患者遂前来就诊。

现患者痛苦面容,精神萎靡,体态消瘦,患病以来消瘦明显,体重锐减 30 kg,左目红肿充血,自述眼痛、头痛,时时恶心呕吐,症状昼轻夜重,口干、口苦、急躁易怒,大便干燥,夜寐不安,舌红苔黄厚,脉弦实而数。现每日口服泼尼松 6 片,早晨顿服。

诊断:动眼神经炎。

辨证:肝火上炎。

治疗:清肝泻火,通络止痛。

处方:上星、百会、四神聪、太阳、风池、合谷、太冲、足三里、三阴交、内庭、头维、头临泣、率谷、阳白、球后(患)、攒竹(患)。

操作:足三里、三阴交平补平泻法,余穴均用泻法,每日 1 次,10 次为 1 个疗程,疗程间隔 3 日。

二诊（2008 年 7 月 29 日）：患者已治疗 10 次，第 1 次针刺后患者左目及头部即有轻松感，治疗 6 次后，头目疼痛及眼睛充血开始好转，恶心尚有，未再呕吐，现复视仍有，余症均缓解明显，脉弦实，舌红苔黄，泼尼松由 6 片减至 5 片，休息 3 日，继续治疗第 2 个疗程。

三诊（2008 年 8 月 10 日）：今日复诊，患者视物成排现象明显好转，现视一为二，头痛、眼痛继续好转，左目充血消失，呕恶继续减轻，已能自己骑车前来针刺，脉弦，舌红苔白略厚，泼尼松减至 3 片。

四诊（2008 年 9 月 16 日）：患者已针刺 45 次，激素减至 1 片维持，除偶有头痛外，余症均可，患者已正常工作，针刺改为每周 3 次巩固疗效。

五诊（2008 年 9 月 30 日）：今日患者已治疗 51 次，诸症消失，激素已停 1 周。脉略弦，舌淡红，苔薄白。停针观察，嘱忌烟酒、辛辣，慎起居。

随访至今，未见复发。

按语：动眼神经炎，临床较为少见，故患者几经周折，颇受痛苦，方得善终。现代医学治疗该病，除早期激素冲击治疗外，尚无确切有效治疗药物。中医学虽无此病名，但依据其整体观和辨证施治的特点，在治疗本病时亦可有所作为。该患者虽症重病险，痛楚异常，但依据中医学肝属目，肝经连目系，与督脉会于颠等理论，结合患者颠顶疼痛，目痛充血，口干口苦，烦躁易怒，脉弦实，舌红苔黄厚等一派肝火上炎的典型临床表现，诊断并不困难。

证属肝火上炎，治则当清肝泻火，方选督脉上星善泻头目之热，对头痛、目赤恒有良效，百会位居颠顶，为督脉要穴，乃诸阳之会，督脉总督一身之阳，泻百会可有效泻头部阳热，四神聪为经外奇穴，出自《银海精微》，有清利头目，醒脑开窍之效，配百会、上星治头顶疼痛；肝火上炎，木火生风，风火相煽，其性亦烈，故患者头目疼痛甚著，风为阳邪，易袭阳位，取太阳、风池、头维疏风清热，清利头目；肝胆互为表里，实必泻其腑，故取胆经头临泣、率谷、阳白加强疏泄肝胆实热之效；取患侧球后、攒竹属病位取穴，经络所通，主治所及也，泻之以清局部之热。《素问·阴阳应象大论》："其高者，因而越之。"以上所选诸穴以此为原则，行泻法有"火郁发之"之理。合谷主气、太冲主血，二穴合为四关穴，行泻法可清一身之郁热，太冲又为足厥阴肝经原穴，泻之有釜底抽薪之妙；肝热犯胃，呕吐不止，取阳明胃经荥穴内庭，合阳明大肠经原穴合谷，清泻胃腑邪热，热去则呕止；平补平泻足三里、三阴交，一则肝热克犯脾胃日久，取足阳明胃经合穴足三里，生发胃气，护胃固本；二则肝阳上亢，风火相煽，必伤阴津，取足三阴经交会穴三阴交，滋阴涵木，健脾养血，在清阳泻热诸穴中，加入固本扶正的一阳一阴二穴，有祛邪不忘扶正，阴阳互根互用的画龙点睛之妙。

26. 动眼神经麻痹

案1：栗某，男，56岁，于2008年6月18日初诊。

主诉：右眼睑下垂伴视物成双3个月。

现病史：患者素有高血压病史，3个月前因过度劳累，致使血压不稳，突发左半身不遂伴右眼睑下垂，急诊至某三甲医院，经脑CT确诊为：脑血栓、右动眼神经麻痹。经住院对症治疗月余，半身不遂症状明显好转，但动眼神经麻痹未见好转，经推荐前来针灸治疗。

现症见：体型偏胖，声浊气粗，右睑下垂，不能自主睁眼，左肢体活动欠灵活，肌力Ⅲ级，查右眼眼球内斜，瞳孔散大，对光反应消失，患者自述视物成双，头晕目眩，舌胖红，苔薄黄腻，脉弦数。

诊断：右动眼神经麻痹。

辨证：肝阳上亢，风痰阻络。

治则：平肝潜阳，化痰通络。

处方：上星、百会、太阳、球后、攒竹、头临泣、曲池、外关、环跳、丰隆、足三里、阳陵泉、阴陵泉、三阴交、太冲。

操作：眼周围穴采用轻柔浅刺法，足三里、阴陵泉、三阴交用补法，环跳、丰隆、阳陵泉、曲池、外关、太冲用泻法。每日1次，10次为1个疗程。

二诊（2008年6月29日）：患者治疗7次后头晕目眩消失，眼睑下垂开始好转，复视等症随之减轻。今日复诊见眼睑开阖自如，眼球转动灵活，瞳孔对光反射迟钝，舌胖苔白腻，脉弦滑。考虑患者肝风渐消，平素体型肥胖，仍有痰湿阻滞，去外关、曲池、太冲，加丰隆加强化痰作用，继续治疗。

三诊（2008年7月10日）：眼睑灵活，复视消失，瞳孔对光反射灵活，左侧肢体肌力Ⅳ级。脉滑，舌胖苔白略腻，停针服人参健脾丸30天巩固。

随访1年未见复发。

案2：关某，女，56岁，于2012年6月13日初诊。

主诉：视物成双伴左上睑下垂2个月。

现病史：患者2个月前无明显原因突然出现视物成双，并伴有左眼睑下垂，遂到我市眼科医院就诊，经脑MRI、眼B超等系列检查，排除其他疾病，经专家会诊确定为"左动眼神经麻痹"，给予营养神经药口服和眼底局部注射（用药不详），治疗15天效果不佳且日渐加重，改为某三甲医院针灸科治疗10余天，仍未见疗效来诊。

现症见面黄无华，左睑下垂紧闭，检查左目可见眼球外展，瞳孔散大，对光反射消失。舌淡苔薄白，脉细无力。

诊断：左动眼神经麻痹。

辨证：脾肺气虚，风邪外袭。

治则：健脾益气，祛风通络。

处方：上星、百会、太阳、球后、攒竹、头临泣、合谷、养老、阳溪、足三里、阴陵泉、三阴交、光明、太冲。

操作：眼周围穴采用轻柔浅刺法，足三里、阴陵泉、三阴交用补法，余穴平补平泻法。诸穴视病情交替选配应用，每日1次，10次为1个疗程。

二诊（2012年6月24日）：患者治疗5次后症状开始好转，自觉复视和眼睑下垂开始缓解，今日复诊眼睑下垂已经基本恢复，左眼球外展及瞳孔散大好转，对光反射迟钝。效不更方。

三诊（2012年7月5日）：患者治疗第15次时感觉复视、畏光等症状消失，今日复诊可见眼睑开阖自如，眼肌麻痹及瞳孔散大恢复，舌淡红苔薄白，脉和缓，嘱巩固5次停针观察。

随访6个月未复发。

按语：动眼神经麻痹属中医"复视""上胞下垂"范畴，该病目前尚无确切治疗方案，我们经过多年研究，治疗该证颇有心得，认为头为诸阳之会，精明之府，而又唯风可到，一切清浊升降失司或内外之风邪上犯，均可致使本证发生。在此认识基础上，我们创制治疗该病的经验六穴（上星、百会、太阳、球后、攒竹、头临泣），分别属督脉、奇穴、足少阳胆经和足太阳膀胱经，共奏升清降浊，开窍息风，清热明目之功，并确定针刺手法为"轻柔浅刺法"，结合临床辨证施治，治疗该证获得较好的疗效。

案 1 患者素体偏盛，患有高血压病史，发病前过度劳累，致使阳气上亢，夹动痰涎上阻经络，《素问·生气通天论》曰："阳气者，烦劳则张。"烦劳使阳气张可分虚、实两端，虚者至夏易成"煎厥"，实者往往当下发病，多见肝阳上亢，肝风内动。该例患者即属后者，故发病后一派"声浊气粗，头晕目眩，舌胖红、苔薄黄腻，脉弦数"等实象。但阳实多兼阴不足，故在治疗动眼神经麻痹的经验六穴基础上，加环跳、阳陵泉、丰隆、曲池、外关、太冲用泻法，足三里、阴陵泉、三阴交用补法，起到平肝息风、化痰通络和"见肝为病，知肝传脾，当先实脾"的健脾养阴补泻同治的作用。

案 2 患者证属脾肺气虚，风邪外袭。土不生金，金不固表，卫外失司，风邪上受，治疗方案在经验六穴的基础上，加合谷、阳溪祛风活络，养老、足三里扶正祛邪，阴陵泉、三阴交健脾养血，活血息风，光明、太冲息风、清热、明目，诸穴合用，培土生金，养血祛风，气与血同调，正与邪同治，配合"轻柔浅刺法"的经验六穴，理、法、方、穴、术面面俱到，故而获效。

二、妇科病证

1. 不孕症

案 1： 赵某，女，27 岁，于 2017 年 3 月 11 日初诊。

主诉： 婚后 3 年未孕。

现病史：患者结婚 3 年，婚后未采取任何避孕措施，一直未孕。半年前于市某医院生殖科就诊，化验女性性激素六项无异常，检测卵泡发育可，抗精子抗体（－）、抗子宫内膜抗体（－），输卵管造影示：双侧输卵管通而不畅。给予消炎、理疗及中成药活血化瘀法等治疗 6 个月无效来诊。

患者中等身材，发育正常，月经 13 岁初潮，经来尚可，近 5 年月经每个月提前 7~10 日，末次月经为 2 月 23 日，经前少腹两侧及乳房胀痛，伴有痛经，带下无异常。平时情绪暴躁易怒，大便干结。舌红偏瘦，苔薄白，脉弦数。其爱人化验精液常规及抗精子抗体无异常。

既往史：3 年前有盆腔炎病史，已治愈；无甲状腺功能亢进、结核等疾病。

诊断：不孕症。

辨证：肝郁化热，经络阻塞。

治则：疏肝清热，通经活络。

处方：气海、三阴交、太冲、太溪、大横。

操作：太冲、气海用泻法，大横用强刺激手法，使针感传至少腹两侧，每日 1 次，10 次 1 个疗程。

二诊（2017 年 3 月 18 日）：今日来经，月经提前 5 日，少腹两侧及乳房胀痛较上月明显减轻，痛经不明显，患者信心大增，情绪易怒好转，大便日 1 次，无干结，舌淡红，苔薄白，脉弦。嘱经净后 3 日行输卵管通液术，大横施针隔日 1 次，余同上，排卵日后停针观察。

三诊（2017 年 4 月 23 日）：患者按上方继续针刺治疗 10 日后停针休息，今日来诊，诉月经至今未来，早孕检测呈（＋），停止治疗，转产科观察。

于次年1月顺产1男婴,母子平安。

案2:张某,女,40岁,于2017年5月10日初诊。

主诉:不孕2年余。

现病史:患者15岁初潮,每35~37天行经1次,月经量偏少、色暗,25岁时育有1女,体健。2年前准备要二胎时,取出节育环,但2年多来未曾受孕,经多次检测,卵泡最大发育至15mm,余无异常。其爱人检查无异常。经某医院生殖科诊为:卵泡发育不良。给予促排卵及中药治疗4个月无效,经友人推荐来诊。

发育正常,月经延期5~7天,末次月经4月20日,色暗、量少,少腹凉,手足不温,腰酸,神疲,便溏,舌淡暗质胖,苔白润,脉沉弱。

既往史:既往体健。

诊断:不孕症。

辨证:脾肾阳虚,宫寒不孕。

治则:温肾健脾,暖宫助孕。

处方:秩边、肾俞、气海、血海、天枢、归来、中脘、足三里、三阴交、关元。

操作:刺秩边使针感向会阴放射,余用补法,腹部穴位加TDP神灯照射,每日1次,10次1个疗程。

二诊(2017年5月21日):上方治疗10次,患者近日乳胀感,有将来经趋势,腹凉、手足不温、腰酸、神疲、便溏等症均有好转,治疗同上,嘱经后3日开始检测卵泡。

三诊(2017年6月22日):患者昨日来经,上月月经延期3日,卵泡检测最大发育至17mm,现诸症基本消失,嘱经净后3日开始检测卵泡指导怀孕,如卵泡正常则排卵后停针观察。

四诊(2017年7月26日):上月卵泡检测,经净后7日卵泡发育至21mm,月经至今未至,检测早孕(+),偶有腰酸,服保胎丸3盒善后。

次年5月顺产1男婴,母子健康。

按语:不孕症虽然有多种原因,但病因不外乎虚实两端,治疗不外乎经调则孕。虚者多见气虚、血虚、阴虚、阳虚,脏腑多见脾肾二脏;实者多见气郁、血瘀、痰阻,脏腑多见于肝。言其大概,胚胎之生成总赖阴阳平衡,气血充养,冲任调和;脾为后天之本,土生万物,肾为先天之本,主生殖;肝主升发、生长;因此,一切虚实之证影响阴阳二精氤氲和合者均可引起不孕。

案1患者,病起肝郁不通,足厥阴肝经沿大腿内侧进入阴毛中,绕阴器,至小腹,"经脉所通,主治所及",临床治疗输卵管疾病多从肝经入手。该例患者肝郁化热,经络阻塞,致使月经前期而经络不通不孕。方选气海为任脉经穴,任主胞胎,气海可调一身元气,气为血帅,以气驭血,气足则血统而经自调;三阴交柔肝养血,太冲清肝热、平肝郁,太溪益肾水以涵木;刺大横使针感放射至少腹两侧,一者清肠腑之秘结,结热去则火益消,二者气至病所,疏通郁结之气。诸穴合用,共奏理气和血,解郁清热,调任种子之效。

案2患者,年逾四十,脾肾阳虚,宫寒不孕,"冰寒之地,不生草木,重阴之渊,不长鱼龙",无阳则无以长,致使卵泡发育不良。方用秩边使气至病所,对于肾虚引起的生殖系统疾病,用之多验;肾俞温补肾阳,气海、血海理气和血;足阳明经多气多血,刺天枢、归来、足三里,配三阴交温补脾胃,温经散寒;中脘扶土、关元振奋元阳;全方温阳益气助其生、健脾和血助其长,故应时而孕。

2. 闭经

案1：王某，女，42岁，于2017年11月7日初诊。

主诉：停经6个月。

现病史：患者素体虚弱，月经每月延期而量少，于发病前适值经期初来时，于山中行走，天气炎热饮冷泉水后经闭不行，以后即月经闭阻，每月需黄体酮注射方可来经，现黄体酮已注射3个周期，停用即不能正常来潮，当地服用活血化瘀等中药1个月无效而来求治针灸。

患者面色萎黄，疲乏无力，少气懒言，少腹畏寒喜暖而胀，纳食一般，大便稀溏，舌淡胖苔白，脉象缓、按之紧。

既往史：既往体弱，育1子1女，无结核等消耗疾病史。

诊断：闭经。

辨证：脾阳虚损，寒凝胞宫。

治则：温阳健脾，调经通络。

处方：中气法、关元、三阴交、足三里、归来、血海。

操作：均用补法，关元加灸。每日1次，留针25分钟，10次为1个疗程。

二诊（2017年11月18日）：患者两日前已月经来潮，纳食渐增，大便成形，少腹胀感也随之消失。嘱服人参健脾丸3盒，于下次经前10天继续针灸1个疗程。

三诊（2017年12月5日）：患者如约而行针灸，气色大好，面色红润，纳谷亦馨，神疲乏力明显好转。针灸至第7次时，月经来潮，遂停针休息。

随访6个月，月经正常来潮。

案2：张某，女，39岁，于2016年5月12日初诊。

主诉：闭经5个月。

现病史：患者于5个月前和丈夫生气，适经至2天，遂闭不行，此后5个月再未来潮，伴有口苦纳呆、乏力神疲，两胁胀痛，经某医院化验女性性激素六项及子宫、附件B超未见异常。拒绝激素替代疗法而来求治中医。

患者面黄消瘦，精神不振，嗳气连连，食欲差，寐不安。少腹及两胁胀痛不适，舌红瘦、苔白，脉弦细而涩。

既往史：既往体健，育1女。

诊断：闭经。

辨证：肝郁气滞，冲任失调。

治则：疏肝理气，调理冲任。

处方：三阴交、太冲、归来，合谷、血海、气海。

操作：血海、气海用补法，余用泻法。每日1次，留针30分钟，10次为1个疗程。

二诊（2016年5月23日）：经治疗后纳食增加，两胁胀满好转，夜寐安，觉两乳胀感，似有来经之意。

二诊（2016年6月2日）：月经已于前日来潮，少腹憋胀等症好转，自述诸症随经来悉除。脉弦好，舌淡红苔薄白。嘱停针观察下月来经情况，如未至再针治。

后随访3个月，月经如期来潮。

按语：闭经一证，临床多见，《金匮要略》曰："妇人之病，因寒积冷，结气，为诸经水断绝"。临床闭经之起因主要有三：一则脾胃伤损，脾胃乃气血生化之源，后天之本，饮食减少或脾失健运，以致化源不足，气弱血枯而经闭不行。治当补其脾胃，充其血气，经自来潮。此类患者，不可妄用通经之剂，否则气益损、血益枯，病亦难愈，虚虚之戒，不可不知。二则肝郁忧思，气滞血停而经闭不通者，处以开郁通气，行血通经之法。如以虚而补，则气益结、血益凝，而犯实实之戒，临床自当明辨。三则因寒积冷，寒邪凝滞胞宫、冲任而血闭不通，法用温经散寒、行气导滞之方。此为正治，验之自治。此外，临床尚有因热灼津，血枯而闭者；有骨蒸潮热，阴亏劳瘵等之闭者，治则不离辨证宗旨，自可左右逢源。

案1患者，素体虚弱，月经每延期而量少，病发源于经期初来之时贪凉饮冷，以致经闭不行。治则温阳健脾，调经通络，方用中气法补脾健胃，益气血之源以治本；温灸关元，温经散寒，调经通络以治标；加足三阴经之会三阴交、足阳明经之合足三里以精血同治、脾胃双调；归来行气通经、血海导血归海，使经来有源，故患者针刺7次即经至。

案2患者病起肝郁气滞，气为血之帅，气滞则血停，治则疏肝理气，调理冲任，方用太冲、合谷开四关，解肝郁、宣肺气，治血先调气，气行则血通；归来行气通经，合四关之治；三阴交调肝血、益脾阴、养肾精，滋水涵木，柔肝之体；气海者生气之海，益气调经，助肝之用；血海者导血归海，血调佐气之通。方选诸穴之用，不离气血之畅，使肝柔血顺，冲任调达，而疗效堪佳。

3. 月经不调

案1：肖某，女，32岁，于2015年4月10日初诊。

主诉：月经不调3年余。

现病史：患者自婚后开始出现月经不调，已3年多，婚后至今未能怀孕，因此事和丈夫多有不快，心情不悦。曾服中西药治疗，未见效。

现月经先后不定期，有血块，量多，伴有两乳作胀，食欲较差，少腹与胁部胀痛，舌质略红，苔黄腻，脉弦数。

诊断：月经不调。

辨证：肝郁气滞化火，冲任失调。

治则：疏肝理气，清热调经。

处方：地机、血海、三阴交、行间、肝俞。

操作：施以徐疾补泻之泻法，留针30分钟，每日1次。

二诊（2015年4月21日）：经针治10次后其经血来潮，经量经色等趋于正常，血块减少，纳可，无乳房及胁肋胀痛。

三诊（2015年5月15日）：第二个月经周期继续守前方治疗10次。5月25日告知月经来潮，周期正常，经量经色正常。

2个月后患者来电告知已经怀孕。后生1女。

案2：李某，女，27岁，于2014年5月8日初诊。

主诉：月经不调3年。

现病史：患者3年前淋雨后开始出现痛经、月经量少、经期前后不定。西医检查示激素水平、子宫内膜均正常，建议中医调治。曾口服中药乌鸡白凤丸、温经汤以及艾灸等等治疗，未见明显好转。经介绍求诊于我处。

现主症：月经延后，行经腹痛，月经量少，色暗，小腹喜暖，腹部柔软喜按，二便调，舌质淡红，苔薄白，脉弦细。

诊断：月经不调。

辨证：寒凝气滞。

治则：温经散寒，调理冲任。

处方：天枢、关元、气海、中极、归来、子宫、合谷、三阴交。

操作：针刺行提插补泻之补法，腹部TDP照射，每日1次。

二诊（2014年5月23日）：治疗15次后，适逢月经来潮，腹痛减轻,月经量少,色鲜红,有血块。

三诊(2014 年 5 月 31 日):经后嘱继续治疗 10 次,以观后效。

四诊(2014 年 6 月 20 日):月经来潮,经期间无腹痛,经量、经色均正常。

停针灸治疗,观察 3 个月,月经按时而行,量色正常。

按语:案 1 患者由于肝气郁结,久郁化火,胞宫蕴热,导致月经不调。治宜疏肝理气,清热调经。故取足厥阴经之荥穴行间配以肝俞,以泄肝火而疏气滞;取血海、地机以和营清热而调胞宫;三阴交为足太阴、厥阴、少阴之会,功能疏肝益肾,健脾统血,凉血调经。5 穴合用,各奏其效则月事自调。

案 2 为寒凝胞宫,血瘀于内,冲任不调。本病病机主要为气血运行不畅,多为寒湿、肝郁、肝肾亏损等病因所致,针刺取穴亦以任脉、足太阴、足阳明经穴为主,以调冲任、通气血、健脾胃、疏肝气、补肾阴,而使气血通、寒湿去、肝郁疏、肾亏补,天葵化源充足,气血运行舒畅,月经周期稳定。

针灸对月经不调有较好的治疗效果,特别是对功能性月经不调有显著效果,若是生殖系统器质性病变引起的月经不调,则要针对病因处理。女子特别应注意调畅情志,避免寒冷,气血才得以通畅。"冲为血海,任主胞胎",调理冲任则月经正常,利于受孕。

4. 痛经

案 1:王某,女,18 岁,于 2010 年 3 月初诊。

主诉:月经每次来潮均现小腹胀痛 4 年余。

现病史：4年多来，患者每次月经来潮均出现小腹胀痛，胸胁胀满，经量少而不畅，经色紫黑并夹有血块，经期4~5天，经期过后疼痛症状随之逐渐消失。

现患者正值经期，小腹胀痛，喜温喜按，畏寒，舌紫暗，苔薄白，脉沉弦。

诊断：痛经。

辨证：下焦寒凝，气滞血瘀。

治则：活血化瘀，温经止痛。

处方：气海、关元、子宫、中极、合谷、三阴交、太冲。

操作：以平补平泻为主，留针时TDP神灯照射腹部，每日1次，每次留针30分钟。7次为1个疗程。

一诊治疗后腹痛渐减，共治疗5次，腹痛消失。

二诊：次月于月经来潮前7天，按上法连针7天，月经来潮时，无腹痛感觉，嘱其在下次月经来潮前巩固治疗1个疗程。第4个月月经正常，随访1年未再出现痛经。

案2：孙某，女，30岁，于2015年9月初诊。

主诉：经行腹痛，伴恶心、呕吐5年余。

现病史：患者产后每逢月经来潮发作腹痛，痛如刀绞，伴恶心、呕吐，服用或肌内注射止痛药物均不见效。曾口服中药治疗半年略见好转，停药后症状如故。

现适逢月经来潮，腹痛如绞，求助于针灸治疗。查面色少华，小腹胀满，伴恶心、呕吐，恶寒。舌质淡暗，舌苔薄白，脉细涩。

诊断：痛经。

辨证：产后气虚，血行无力。

治则：益气活血化瘀，温经止痛。

处方: 气海、关元、子宫、中极、合谷、足三里、三阴交、太冲。

操作: 手法以补法为主,留针 30 分钟,每日 1 次,腹部穴位加照 TDP 神灯。

针毕,腹痛明显减轻,治疗 3 次后腹痛消失,也未再出现恶心、呕吐等症状,共治疗 6 次痊愈。

嘱其下次月经来潮前 1 周针灸 5~7 天。连续治疗 3 个月,经行腹痛痊愈。随访半年未复发。

按语: 痛经的发生常与饮食生冷、情志不畅、起居不慎、先天禀赋等因素有关。其病位在冲任、胞宫,变化在气血,与冲任二脉及肝肾关系密切。基本病机是不通则痛或不荣则痛。实者为冲任瘀阻,气血运行不畅,胞宫经血流通受阻;虚者为冲任虚损,胞宫、经脉失却濡养。痛经治疗主要是调理冲任气血为本,以通、荣为用,通则不痛,荣则不痛。而在临床论治时,根据不同症状,有行气、活血、散寒、清热、补虚、泻实之异,再以标本兼顾论治本病。月经期间以调血止痛为标,平时辨证求因以治其本,并结合平素体质情况,或调肝,或益肾,或扶脾,使之气血顺和,冲任流通,经血畅行无阻,则痛经可愈。案 1 患者属寒凝气滞血瘀,瘀血阻于胞宫,经血排出不畅,不通则痛,治疗当以散寒行气活血为主;案 2 患者属气虚血瘀,治疗以益气活血为法。合谷为手阳明大肠经的原穴,有活血化瘀行气止痛的作用。三阴交为肝脾肾三经的交会穴,是临床治疗痛经的要穴,也是妇产科临床常用穴之一,强刺激可以活血、行血、补益气血,从而使瘀滞得通,通则不痛。针刺子宫穴能疏通经脉,行气活血,活血祛瘀。三者远近相配共取行气祛瘀、通经活血之功而痛经得除。气海为肓之原穴,配以关元、中极可调整下焦气机,降气理气止痛,有双向良性调整作用。太冲为足厥阴肝经之原穴、输穴，可清气分之瘀滞。诸穴共用，降气行血活血，使经血排出通畅，通则不痛。

5. 乳少

案1：杜某，女，32岁，于2012年8月初诊。

主诉：产后乳少10余天。

现病史：患者产后10余天，乳汁清稀、量少，乳儿需添加奶粉喂养。服中药、按摩效果不佳，来诊。

现其面色不华，乏力，纳食尚佳，舌质淡，苔薄白，脉细弱。

体格检查：乳房柔软，无结节。

诊断：乳少。

辨证：气血不足。

治则：补益气血，健脾通络。

处方：膻中、乳根、乳周穴（乳头周围上下左右各2寸）、中气法、少泽、合谷、足三里。

操作：上穴行补法，每日1次，每次留针30分钟。

针刺治疗3次后，乳汁较前增多，夜间不需加喂奶粉。

针治10次后，乳汁明显增多，白天只喂食乳儿2次奶粉，夜间靠母乳喂养。

又继治疗10次，患者自觉双乳发胀，乳汁饱满，乳儿不用添加奶粉喂养。

随访1个月，仍以母乳喂养。

案2：曹某，女，27岁，于2015年6月初诊。

主诉：产后7天乳汁稀少。

现病史：患者产后开始乳汁较充足，继则出现乳汁清稀、量少，乳房胀痛，无结节，情绪郁结，闷闷不乐。服中药治疗不能耐受，来诊。

查其面色红，纳食差，易激动，二便尚调。舌质淡红，苔薄黄，脉弦细。

体格检查：乳房自觉胀痛，无结节。

诊断：乳少。

辨证：肝气郁结。

治疗：疏肝理气，化瘀通络。

处方：膻中、乳根、乳周穴、内关、少泽、合谷、足三里、三阴交、太冲。

操作：平补平泻法，每日1次，每次留针30分钟。

针刺治疗2次，自觉乳房胀痛减轻，乳汁量无明显变化。

针刺治疗10次后，乳汁明显增加，乳房胀痛明显减轻。每天仍需加喂3~4次奶粉。

继续治疗15次后，乳儿不用添加奶粉喂养，完全母乳喂养。

随访1个月，乳儿仍以母乳喂养，乳汁分泌充足，无胀痛。

按语：乳少是指产后哺乳期内产妇乳汁少或全无。缺乳的发生常与素体亏虚或形体肥胖、分娩失血过多及产后情志不畅、操劳过度、缺乏营养等因素有关。又称"产后乳少""乳汁不足""乳汁不行"等。产后多为气血虚弱之体，气虚则血运不畅，虽纳食佳，但其运化力差，故不能转化为水谷精微，濡养机体，乳汁生成之源不足，致乳少，如案1患者。针灸以补气养血通络为法，使气足则血行，再加培补后天脾土以助健运，气血生化有源，则血旺乳多。虚则多郁，体虚之人多有肝郁，乳络的畅通亦依赖于肝的疏泄功能正常，肝郁则乳汁易于郁结不通，致乳少，如案2患者。膻中位于两乳间，为气之会穴，虚证补之能益气养血生乳，实证泻之能理气开郁通乳；乳根属足阳明经穴，既能补益气血，生化乳汁，又能行气活血，通畅乳络；

少泽为手太阳经井穴,且配五行属金,能疏泄肝木之郁,善通乳络,为生乳、通乳之经验效穴。乳房周围围刺为经验取穴,可通乳络、顺气机、补气血,以达乳汁生化有源之效,则乳汁通畅。

6. 产后尿潴留

栗某,女,28岁,于2016年3月26日初诊。

主诉:产后不能自主排尿20余天。

现病史:患者于20余天前在当地县医院产科顺产1女婴,婴儿重3.5kg,体健无恙。患者于产后当天即出现少腹憋胀难受,不能自主排尿,经家属揉按少腹尿液方能点滴而出,县医院给予导尿管导尿1周。1周后去导尿管依然不能自主排尿,复住院导尿后中西药输液、口服、外敷(用药不详)叠用,治疗10余天无效,未能去导尿管。请某医院妇科主任会诊,诊为:产后膀胱肌无力。继续中西药(用药不详)治疗1周,未见明显疗效。由于用抗生素等药物过多,以致乳汁有异味,为此其女吮奶抵触而断奶,患者要求停药,求治于针灸。

患者面浮肿,乏力懒言,自汗颇甚,少腹拘急不舒,舌淡胖、质润、苔薄白,脉沉弱。

诊断:产后尿潴留。

辨证:气血两虚。

治则:益气养血。

处方:气海、关元、水道、中极、归来、肾俞、足三里、三阴交。

操作:补法加灸。每日1次,留针25分钟。

二诊(2016年4月6日):患者治疗3次后即有尿意,少腹憋胀不适症状亦减,治疗6次后患者排尿意识强烈,遂去掉导尿管而能自主排尿。乏力、懒言等症逐渐好转,继续巩固治疗。

三诊（2016 年 4 月 17 日）：患者面色红润，排尿顺畅无痛苦，乏力、出汗等症基本消失，停针观察。

半年后其女因病前来就诊，询其宿疾未再复发。

按语：产后多虚，张仲景在《金匮要略》所举新产妇人有三证，均属虚证为本。该患者产后癃闭，尿液点滴而出，实由产后气血两虚，气血之职失司，血不足者液也亏，气不足者化亦难。故《素问·灵兰秘典论》曰："膀胱者，州都之官，津液藏焉，气化则能出矣。"王冰注解："居下内空，故藏津液，若得气海之气施化，则溲便注泄，气海之气不及，则闭隐不通。"故治疗用气海为君，气海者元气之海，主一身气疾，合关元培肾固本、补益元气，2 穴合用补元气、利下焦、行气散滞；上 2 穴再配肾俞，有益肾气、利膀胱，治遗尿、尿闭的作用；再取多气多血又有通利水道功效的足阳明胃经水道、归来，有标本兼治的双重功效；中极穴为膀胱之募穴，又系足三阴、任脉之会，擅治膀胱诸疾；脾胃为水谷之海，取足阳明经合穴足三里、脾经三阴交，使气血生化有源；三阴交又为足三阴经的交会穴，健脾益肾，精血互生，疏藏共调，运用得当有事半功倍之效。

三、儿科病证

1. 小儿面瘫

王某，女，8 个月，于 2016 年 3 月 10 日初诊。

其母代诉：口眼㖞斜 10 余天。

现病史：患儿 10 天前由其母携抱进县城购物，适值天冷风大，于回家后次日发现患儿面部向左㖞斜，哭笑时症状加重，遂到县医院，儿科确诊为：面神经炎。给予营养神经、抗病毒等治疗 10 天，无明显效果，经人介绍前来针灸治疗。

患儿发育正常，面部向左侧㖞斜，右眼闭合不全，伴见流泪，向上看时右侧额肌纹消失，饮食、二便正常，舌淡红苔白润，指纹浮现于风关，色泽鲜红。

诊断：小儿面瘫。

辨证：风寒外袭，闭阻脉络。

治则：解表散寒，温经通络。

处方：瞳子髎、阳白、攒竹、巨髎、地仓、颊车、足三里、合谷。

操作：足三里、合谷取双侧，余穴取患侧，均采用轻柔浅刺法，不留针，巨髎、地仓、颊车、足三里加艾条温和灸，每穴灸 3 分钟，每日 1 次。

二诊（2016 年 3 月 23 日）：患儿治疗 3 次后口眼㖞斜开始好转，治疗至 6 次时右眼可闭合，流泪好转，额肌已能够活动，哭笑时口角少见㖞斜。现 1 个疗程结束，患儿已完全恢复，右眼流泪消失，额肌上抬自如，哭笑时未见口角㖞斜，巩固 3 次，停止治疗。

随访至今未见有后遗症。

分析：小儿面瘫发病机制与成人无异，但小儿面瘫不易被发现，常在哭闹时发现口眼㖞斜，或在进食、饮水时发现口角流水等症状。小儿为稚阴稚阳之体，病情变化较速，治疗又往往难以配合，针灸治疗时不适宜留针是其特点。根据小儿气血未充、脏腑未平的特点，治疗该病选用"轻柔点刺疾出法"，即治疗时采用双手进针，要求进针快、出针快，刺入皮下 1~2 分，旋即出针并以左手按压针孔。通过点刺、疾出振奋经络之气，调畅血脉，通经活络。此法是专门针对婴幼儿所设的常用针法，正如《灵枢·逆顺肥瘦》说："婴儿者，其肉脆，血少气弱，刺此者，以毫针，浅刺而疾发针"。《小儿药证直诀》说："五脏六腑，成而未全……全而未壮"。均说明了小儿为稚阴稚阳之体，气血待充，筋脉待长，故在治疗中取穴应采用少而精的原则，在针刺手法上应采用轻柔、浅（点）刺、疾出为法则。其中手法要轻柔，针刺要浅，如刺激量过重或针刺手法不当，不仅会损伤患儿正气，并且患儿还会因针刺痛苦而哭闹不止，难以配合而影响疗效。

通过该案可以看出，所选腧穴多以"经脉所通，主治所及"为原则，如胆经：瞳子髎、阳白；膀胱经：攒竹；胃经：巨髎、地仓、颊车，加足三里扶正，加合谷祛邪。组方并无新意，之所以取得疗效，主要是因为针刺手法运用得当，故每每得心应手。

2. 小儿咳嗽

案1：王某，男，1岁8个月，于2012年8月17日初诊。

主诉：咳嗽无痰1周。

现病史：患儿1周前受凉感冒，咳嗽，鼻流清涕，无发热，无痰，曾用抗生素治疗，效果欠佳，求治于我处。

患儿咳嗽声重，无痰，鼻流清涕，纳少，二便调，舌质红，苔薄白，指纹紫。

体格检查：体温正常，咽喉无红肿，两肺呼吸音粗，未闻及干湿性啰音。腹部柔软无异常。

诊断：咳嗽。

辨证: 风寒束肺,肺气失宣。

治则: 解表散寒,宣肺止咳。

处方: 大椎、风门、肺俞、定喘、列缺、合谷。

操作: 上穴给予轻柔浅刺不留针,加大椎、肺的投影区闪罐治疗。每日1次。

二诊(2012年8月18日):治疗1次,咳嗽减轻,效不更方继守前方治疗。

三诊(2012年8月22日):治疗5次,患儿偶尔咳嗽,咳声清亮,两肺呼吸音清。继续治疗2次痊愈。嘱避风寒,清淡饮食。

随访2个月无复发。

案2: 谢某,女,5岁,于2015年10月8日初诊。

主诉: 咳嗽、咽痛5天。

现病史: 患儿1周前感冒发热,咽痛,口服"感冒清热颗粒"后鼻塞、流浊涕好转,留咳嗽、咽痛。口服抗生素治疗效果欠佳,求治于我处。

现患儿咳嗽声重,痰黏,咽痛,夜间加重,纳食差,眠差,小便调,大便干,舌质红,苔薄黄,脉弦滑。

体格检查: 听诊两肺呼吸音粗,未闻及干湿性啰音。

诊断: 咳嗽。

辨证: 风热犯肺,肺失清肃。

治则: 疏散风热,清肺利咽。

处方: 大椎、风门、肺俞、尺泽、曲池、外关、合谷。

操作: 上穴给予轻柔浅刺不留针,加大椎、肺的投影区闪罐治疗。每日1次。

二诊(2015年10月10日):治疗2次,患儿咳嗽、咽痛减轻,但痰黏不易咳出。

三诊（2015 年 10 月 13 日）：咳嗽偶发，无咽痛，痰少易于咳出，两肺呼吸音正常。

四诊（2015 年 10 月 16 日）：经治 8 次，咳嗽、咽痛痊愈。

随访 1 个月未复发。

案 3：关某，男，10 个月，于 2016 年 12 月 4 日初诊。

主诉：发热，咳喘 20 天、腹泻 10 天。

现病史：患儿 1 个月前感冒发热，自行服用"小儿感冒清热颗粒"等药物 3 天后效果不佳，体温逐渐高达 40℃，社区门诊化验血常规，诊为"病毒性感冒"。给予"消炎""抗病毒"等对症输液治疗（用药不详），体温一度降到 38℃，隔日出现咳嗽气急，连续输液 5 天，病情不见好转，体温又升至 39℃左右，咳喘逐渐加重。遂急入当地三甲医院住院，经肺部 X 线检查及血常规等各项检查，诊为：病毒性肺炎。给予抗炎、抗病毒及营养支持治疗 10 余天，病情逐渐加重，转入 ICU 病房，并于住院 12 天后出现水样腹泻，每日泄泻 10 余次。诊为菌群失调性腹泻，连续 10 余天给予大量补液，纠正电解质紊乱和蛋白营养支持治疗等，患儿始终高热不退，咳喘气促，三次下病危通知，并要求患儿出院去北京住院治疗。患者家属要求中医一试，急切来诊。

患儿脱水貌，昏睡露睛，吮奶不主动，呼吸气促，三四征明显，听诊可闻及满肺水泡音，体温 39.5℃，出院时肺 X 线检查可见双肺大片融合状阴影。哭时无声，而咳喘加剧，嘴唇发紫，查体时患儿水样腹泻 1 次，约 300ml，呈绿色伴有不消化奶瓣。舌淡白、苔水滑，指纹红。

诊断：小儿咳嗽。

辨证：太阳阳明合病。

治则: 升阳解表,平喘止咳。

处方: ①针灸:风池、风府、大椎、定喘、大杼、肺俞、合谷、天突、水分、足三里、天枢、长强。②肺投影区闪罐法。③中药:煨葛根12g,麻黄5g,桂枝5g,杏仁3g,蝉蜕5g,僵蚕5g,姜黄3g,升麻5g,生姜10g,大枣3枚,炙甘草6g。水煎服,每日2剂,不间断频服。

操作: 点刺疾出法,刺后肺部投影区行闪罐法,每日2次。

二诊(2016年12月5日):昨日针刺加闪罐2次,中药2剂,今日体温38.9℃,腹泻6次,但量有所减少。余症基本同前,守方继用。

三诊(2016年12月6日):今日患儿精神较前有好转,体温仍在38.9℃左右,吮奶增加后腹泻仍是6次,水样便有所改善,听诊双肺水泡音有减少,呼吸急促好转,舌苔白,指纹红。

四诊(2016年12月8日):今日体温38.5℃左右,患儿精神明显好转,咳喘减轻,以咳为主,三凹征消失,听诊仍有湿性啰音,主动吮奶,大便3次,呈稀便,奶瓣减少,余症同前。中药改为每日1剂。

五诊(2016年12月10日):今日患儿体温36.5℃左右,哮喘消失,咳嗽亦减,听诊双肺干性啰音为主,吮奶正常,精神可,大便日2次,渐成形,舌淡红苔薄白,指纹淡红。针灸拔罐改为每日1次。

六诊(2016年12月12日):患儿偶有咳嗽,余症皆瘥,中药去葛根、升麻,加沙参5g,芦根12g,带药3剂,停针观察。

后连续随访3个月未再复发。

按语: 小儿病理生理特点为脏腑娇嫩,形气未充,抗病能力差,冬春季节易发生上、下呼吸道感染,临床以发热、咳嗽、气促、呼吸困难及肺部湿啰音为主要表现。本病属中医"喘咳"的范畴。

案1 患儿咳嗽,鼻流清涕,无发热,咳声重浊,舌质红,苔薄白,指纹紫。此乃外受风寒之邪,风寒闭束卫气,肺气失宣,发为咳嗽。大椎属督脉,手足三阳经在此交会,有解表退热、止咳平喘之功,针后加闪罐解表止咳之功更著。风门、肺俞为膀胱经穴,均能宣肺理气,止咳平喘;列缺、合谷为原络配穴法,表里相应,可疏风祛邪,宣肺止咳;定喘乃是平喘的经验效穴。针刺手法轻柔而浅,意为邪在表则刺表,使邪在表解而不致传经入里。针后加罐直接导邪外出。小儿为稚阴稚阳之体,气血待充,筋脉待长,故治疗手法宜轻宜浅,取穴宜少而精,针刺手法以轻柔浅刺疾出为原则。如刺激量过重或针刺手法不当,就会损伤患儿正气,应避免之。

案2 患儿咳嗽声重,痰黏,咽痛,便干,舌质红,苔薄黄,脉弦滑。证属风热犯肺,肺失清肃。肺与大肠相表里,肺不宣降则大肠传导失职,上为咳喘咽痛、下为便干难下。穴位选择大椎解表清热止咳;风门、肺俞疏风散热、止咳平喘;尺泽是肺经合穴,能清肺泻火利咽,调理肠腑;曲池、外关、合谷三穴合用功能疏散风热,清肺泻火。针后闪罐导邪外出。诸穴合用则风散热清,肺得宣降,自然痰去咳消。轻柔浅刺手法独具特色,轻柔在于由阴引阳以扶正,浅刺在于引邪达表以祛邪,故而效如桴鼓。

案3 患儿10个月,病程1个月,重症肺炎合并菌群失调性腹泻,ICU连续三次下病危通知,病情不可谓不重。来诊时本再三拒接,无奈患者家属从外省慕名赶来,苦苦哀求,再三祈求救患儿一命。诸症合参,病属太阳阳明合病,证为太阳寒水射肺,寒邪内陷,波及阳明。患儿症情虽险,然舌卷、烦躁、厥脱等死症未见,故医者仁心,岂能见死不救。《伤寒论》曰:"太阳与阳明合病者,必自下利,葛根汤主之。"方用葛根汤解表、升阳、治利,加升降散去大黄改升麻升清降浊、解毒息风、治喘。针灸方用风池、风府、大椎、定喘、大杼、肺俞、合谷、天突解热宣肺,止咳平喘;水分、足三里、天枢、长强健脾升阳,利水止泻;加肺投影区闪罐法,该法寒热皆宜,在解表宣肺、止咳平喘方面有独特优势。三法合用,病重法也急,针刺、闪罐每日2次,中药每日2剂,但考虑患儿脏腑娇嫩,稚阴稚阳,加之病程日久,正气极虚,恐不受针药急攻,故针法取点刺疾出手法,药物取少量频服法。纵观治疗过程,理清、法明、方对、术精方能使如此危重险证9日得痊。

3. 小儿腹泻

案1:高某,男,11个月,于2008年9月19日初诊。

主诉:(母亲代诉)腹泻5日。

现病史:每日大便10余次,粪质清稀,无黏液脓血,但有未消化的乳食,时哭闹,腹部喜暖,食少腹胀。曾在某三甲医院检查化验未见明显异常,诊断为"秋季腹泻",予以补液等治疗,未见明显好转。患儿精神萎靡,无发热,舌质淡,苔白,指纹白。

诊断:小儿腹泻。

辨证:脾胃虚弱,水谷失于温运。

治则:和胃健脾止泻。

处方:中气法、足三里、三阴交、合谷。

操作：用轻柔浅刺手法平补平泻，点刺不留针，每日治疗1次。

二诊：治疗1次患儿哭闹减少。继续上方治疗5次。

三诊：治疗6次后，患儿纳食较前增多，大便日2次，色质正常，病告痊愈。

随访1周未复发。

案2：袁某，男，4岁，于2016年8月初诊。

主诉：腹痛、腹泻，大便如水样1天。

现病史：患儿昨日中午吃炒饼后即午睡，醒后诉腹痛恶心，呕吐不消化食物，大便稀，酸臭，10余分钟1次。无发热，无口渴。其母亲亦食相同食物，无恶心、腹痛、腹泻症状，精神尚佳，求治于针灸治疗。

现患儿腹胀、腹痛，拒按。大便稀，已10余次。伴有恶心、呕吐。舌质淡，苔薄黄，脉细滑。

体格检查：上腹拒按。听诊肠鸣音8~9次/min。

诊断：小儿腹泻。

辨证：食滞肠胃，消化不良。

处方：中气法、内关、足三里、上巨虚。

操作：用轻柔浅刺手法平补平泻，点刺不留针，每日治疗1次。针后腹部用TDP神灯照射治疗20分钟。

二诊：治疗1次腹痛减轻，恶心、呕吐痊愈，腹泻仅1次。嘱其多饮水。守原方治疗2次。

三诊：患儿无腹痛，晨起大便1次，诉有饥饿感，给予流食，诉痊愈。

随访1周未复发。

按语：小儿腹泻是造成小儿营养不良、生长发育障碍及死亡的主要原因之一，为儿科重点防治疾病。本病以中气法治疗为主，取穴上脘、中脘、建里、下脘、水分、肓俞（或天枢）、气海（或阴交）七穴，具有解表、通里、祛寒、清热、调气、和血、消导、强壮、升清、降浊、解郁、和中等效能。

案1患儿为先天脾胃虚弱，不能温运水谷，下注于肠，遂成泄泻。泄泻伤阴耗液，容易留瘀，治疗以中气法健运脾胃的同时，加合谷以清瘀热。案2患儿为饮食积滞，损伤肠胃，治疗在主方基础上加内关、足三里健运脾胃，和胃止呕，泄泻得止。两患者虽证型不同，取穴均用中气法为君穴，配以健脾、消导、清热之穴治疗，起效迅速，疗效巩固。加之手法轻盈，祛邪而不伤正。

我们在临床采用中气法治疗小儿腹泻深深体会到，该方法简便而疗效可靠，据不完全统计，一般患儿在1~5天可痊愈，减少了去大医院的麻烦，节省了医疗资源及费用，值得临床推广应用。

4. 小儿积滞

患儿，女，4岁，于2013年10月13日初诊。

主诉：厌食半年。

现病史：患儿素体较瘦弱，纳食少，近半年来食量明显下降，进餐时心不在焉，总需追着喂食，多食则呕吐。平时易患感冒、咳嗽，时有腹痛、恶心。曾给予助消化药、B族维生素等服用治疗，无明显效果。形体消瘦，面色少华，精神可，舌质淡苔白，舌中部略厚，脉略弦。脐周压痛，柔软无包块。

诊断：小儿积滞。

辨证：脾胃运化失调，气机升降失常。

治则：消食导滞，健脾和胃。

处方：中气法、合谷、足三里、四缝。

操作：四缝点刺挤出黄水或少许血液，每3日1次。余穴以轻柔浅刺法，不留针，每日1次。

二诊（2013年10月18日）：针5次后患儿有饥饿感，纳食较前增多，活动量增加。患儿非常乖巧，主动要求针灸。

三诊（2013年10月23日）：患儿面色转红润，吃饭不用追着喂食，经常主动要求进食。又继续治疗5次痊愈。

3个月后随访，患儿家长称其吃饭正常，体重较前增重3kg。

体会：积滞又称"食积""厌食""恶食"。是以小儿不思饮食，食而不化，腹胀呕吐，大便不调为特征的一种消化道疾病。各年龄组小儿皆可发病。表现为长期食欲低下甚至拒食，形体偏瘦，面色少华，但精神尚可。若迁延失治，脾胃功能严重受损，可导致小儿营养不良和生长发育障碍，形体日渐羸瘦，可转化成疳，故前人有"积为疳之母，无积不成疳"之说。本例患儿素体脾胃虚弱，不能化水谷为精微，气血不足，表现瘦弱，面色少华；脾胃虚弱，运化无力，导致食积不化，气机不畅而腹部按之疼痛，纳谷不香，甚则多食欲吐。

本案意取"针灸中气法"而治之，中气法乃临证常用之法。上脘、中脘开胃受纳，使饮食水谷得入；下脘、建里功专健脾和胃；水分、天枢消导积滞，分清降浊；气海温下元而助运化；合谷乃大肠经原穴，《灵枢·九针十二原》："凡此十二原者，主治五脏六腑之有疾者也"，取合谷以调大肠经；足三里是胃经之合穴、下合穴，合治内腑，功能健脾和胃，强壮保健，取之以调胃腑；四缝乃治疗食积的经验穴，屡用不爽。诸穴合用使清升浊降，水谷得消，气血生化之源隆，则自然生机旺盛。

5. 小儿肠系膜淋巴结炎

案1：刘某，女，6岁，于2018年6月20日初诊。

主诉：腹痛1个月。

现病史：患儿近半年来反复患扁桃体炎、上呼吸道感染，多给予消炎、抗病毒等对症治疗，甚者住院治疗，每每临床痊愈1~2周即再次发病。此次发病于1个月前进食烧烤食物后复加空调贪凉，出现高热达39.8℃，伴有鼻塞、咽痛、咳嗽、腹痛，当地给予消炎、抗病毒输液治疗1周后，发热、鼻塞、咽痛、咳嗽愈，但腹痛绵绵不休，继续消炎、抗病毒、解痉止痛等对症输液1周无效。血常规正常，腹部B超提示：肠系膜淋巴结增大。确诊为：肠系膜淋巴结炎。继续给予消炎、抗病毒及腹部理疗治疗10余天，效果不明显，前来求治针灸。

患儿精神尚可，时有恶寒，腹部隐隐作痛，与饮食无关，按之无明显压痛、反跳痛，可扪及肿大之淋巴结数枚，伴有大便干结，4~5日1行，咽红，扁桃体Ⅱ°肿大，舌红，苔白根厚微黄，脉沉滑浮紧数。

诊断：肠系膜淋巴结炎。

辨证：外寒内热。

治则：解表清里。

处方：中气法加大横、合谷。

操作：大横、合谷用泻法，余穴平补平泻。每日1次，5次为1个疗程，每疗程间隔2日。

二诊（2018 年 6 月 30 日）：患儿治疗 3 次后恶寒消失，便秘好转，大便 2 日 1 行，腹痛明显减轻，现已治疗 9 次，诸症消失，近 2 日未再腹痛，舌淡红苔白，脉略滑。嘱 1 个疗程结束后，巩固治疗 3 次。

三诊（2018 年 7 月 6 日）：今日复诊，患儿已 1 周未见腹痛，腹部 B 超未见明显肿大淋巴结，诸症痊愈，停止治疗。

随访 6 个月未见复发，也未再反复外感。

案 2：任某，女，4 岁，于 2016 年 6 月 8 日初诊。

主诉：反复腹痛 6 个月。

现病史：患儿自上幼儿园以来，几乎每个月均患"上呼吸道感染"，每次均需输液 10 天左右方能暂时控制。近 6 个月来，断续出现脐周不规律疼痛，痛甚时拒按，伴有纳呆、便秘。经某妇幼医院化验血、尿、便常规，未见异常。腹部 B 超示肠系膜淋巴结增大，诊为：肠系膜淋巴结炎。给予抗菌消炎等对症处理，治疗 10 天无效，推荐中医治疗来诊。

患儿发育正常，面、唇、甲未见虫斑疹，腹部触诊有抵抗，左下腹可扪及便块，自汗，口渴喜饮，纳呆，大便 4~5 日 1 行，舌红苔厚，脉实数。

既往史：易反复上呼吸道感染，无肠炎、痢疾病史。

诊断：肠系膜淋巴结炎。

辨证：阳明腑实。

治则：通腑泄热。

处方：天枢、内庭、足三里、大肠俞、支沟、合谷。

操作：泻法不留针，每日 1 次，5 次为 1 个疗程。

二诊（2016 年 6 月 14 日）：患儿针刺后 1~2 日排便 1 次，便仍干，腹痛近一两日明显缓解，纳食增加，出汗少，饮水减，舌红苔厚好转，脉实，余热未尽，效不更方。

二诊（2016 年 6 月 20 日）：腹痛偶有，大便 1 日 1 行，无干结，口渴好转，纳食馨，无大汗，舌淡红苔薄白，改中气法隔日针刺 1 次，5 次后诸症消失停针观察。

后随访 3 个月未见腹痛复发，上呼吸道感染也未再发作。

按语：小儿肠系膜淋巴结炎属中医腹痛范畴，现代医学认为，该病常在急性或反复发作上呼吸道感染过程中并发，也可见于继发肠道炎症之后，由病毒、细菌及其毒素沿血液循环到肠系膜淋巴结而致。现在小儿多罹患此疾和暖衣、厚味有直接关系，古人常谓："小儿若要安，常带三分饥和寒"，小儿稚阴稚阳之体，膏粱厚味或穿衣过厚，常使小儿肠胃积热，甚者形成阳明腑实证。

该病多属六经辨证范畴的太阳阳明合病，《伤寒论》有"太阳与阳明合病者，必自下利……不下利但呕者"等论述。但纵观此证，结合小儿的特点，多表现为或以外感风寒在前复加积滞，或以内热积滞在先复加外寒，总以外寒和内热积滞互见，加之小儿稚阳之体，风寒极易化热或脾胃常易积食，临床多以阳明腑实里证表现为主，故临床不可拘泥也。

案 1 四诊合参，当属外寒内热，治疗以中气法调和阳明胃腑，加大横通腑散结，加合谷疏风散表，宣泄气中郁热，诸穴调气散结，和胃止痛，外散风寒，内清积热，故临床不但治疗该症恒有捷效，经观察此类小儿治愈后往往不再反复感冒，更令小儿家长欣慰。

案 2 患儿来诊时一派阳明腑实证候，内热蒸腾于上则汗出，实热伤津则口渴、便秘，热本化食，胃热当消谷引食，而反不能食者，因于结热已甚，肠中燥屎阻塞不下，浊热逆满胃腑所致。内热蒸腾、浊热上炎也正是反复上呼吸道感染的主要因素。方用大肠之募穴天枢运脾通便，内庭为足阳明胃经荥穴，荥主身热，清胃热、化积滞；足三里为胃经合穴，刺之调运上下以通胃腑积滞；大肠俞逐秽泻热以生津治在下，支沟泻三焦郁火之弥漫治在中，合谷清泻阳明壮热治在上。诸穴合用，釜底抽薪、运脾通便，清泻积热，直折其火，又无膏、黄苦寒之弊。二诊邪热消、诸症瘥，改中气法隔日针刺一次调整胃腑之气机，气畅则结滞消，结滞消则痛除。

6. 小儿遗尿

案1：江某，男，9岁，于2013年7月3日初诊。

主诉：睡中尿床7年。

现病史：患儿睡眠时不自主排尿，呼之不醒，夜间遗尿已经7年，平均每晚1~2次，白天小便亦多，精神差。相关检查均无异常。曾就诊于多处，效果欠佳，今求治于我处。

患儿面黄、形体瘦小，纳差，大便调。舌质淡，苔薄白，脉细。

诊断：遗尿。

辨证：脾气虚弱，肾气不固。

治则：健脾益气，温肾固摄。

处方：百会、四神聪、气海、关元、中极、三阴交、肾俞、脾俞。

操作：采用轻柔浅刺法，每日治疗1次，留针20分钟。关元、气海加神阙穴，每日艾灸20分钟。

二诊（2013年7月5日）：治疗2次，睡时易叫醒排尿，守前方继续治疗。

三诊(2013年7月9日):治疗6次,其间遗尿次数明显减少,偶有呼之不及而遗尿。

四诊(2013年7月15日):未出现遗尿,睡眠安稳,进食增多,面色转润。嘱其合理饮食,适量运动,睡眠规律。

随访2年未复发。

案2:陈某,男,6岁,于2013年2月18日初诊。

主诉:尿床1个月余。

现病史:患儿睡眠时尿床,睡眠不宁,但不易唤醒。每1~2天尿床1次,尿常规及尿培养未见异常,无脊椎裂等器质性疾病。

患儿面色较红润,形体胖壮,纳食可,尿量少,色黄,大便干。平素性情急躁易怒,多汗。舌质红,苔黄,脉弦数。

诊断:遗尿。

辨证:湿热下注,膀胱失约。

治则:清热利湿,清肝止遗。

处方:百会、四神聪、水分、阴交、关元、水道、行间、太冲。

操作:用泻法,每日1次,留针20分钟。

二诊(2013年2月20日):治疗2次,夜间未尿床。

三诊(2013年2月24日):治疗5次,患儿未出现尿床,易唤醒。继续治疗2次巩固疗效。嘱其清淡饮食,少食用油腻煎炸类食物,调畅情志。

随访1年未复发。

按语:遗尿属于中医"遗溺"的范畴。早在《灵枢·九针论》就有"膀胱不约为遗溺"的论述。《诸病源候论》曰:"遗尿者由膀胱虚冷不能约于水故也"。遗尿其责有二:一者,肾与膀胱相表里,肾固摄有度则膀胱气化有度;反之肾气不足,膀胱失约,失却固摄,气化失能而致遗尿。治疗选关元培肾固元,肾俞补肾温阳调气,三阴交为足三阴经交会穴,与任脉之关元总理一身之阴。故俞募相配,加之三阴交,乃阴中求阳,所谓"善补阳者,必于阴中求之"。如此阴阳相济,阴生阳长,肾气充沛,膀胱固摄有权。二者,尿床多因睡眠太深,不易苏醒,治当醒神开窍,调神治之,选百会、四神聪、印堂,病重、病久者加人中增强醒神开窍作用。经临床验证,治疗小儿遗尿在补肾固摄基础上加醒神开窍、调神益智诸穴,并配合儿科特有针刺手法,会明显提高疗效,缩短病程。

案1患儿素体虚弱,面黄、形体瘦小,纳差,舌质淡,苔薄白,脉细证属脾气虚,肾气不固,以气海、关元、肾俞、脾俞治之,健脾益气,温肾固摄。配以醒神开窍的百会、四神聪,显效快,疗效巩固。

案2患儿证属肝经湿热下注,膀胱气化失约,患儿尿量少,色黄,大便干,舌质红,苔黄,脉弦数。因湿热下注膀胱,不能通调水道,膀胱气化功能失调,闭藏失职,不能制约水道而导致遗尿。以行间、太冲泻肝热,以水分、阴交、关元、水道通调水道。百会醒神。热去神清,小便自然通调有序。小儿遗尿用针灸治疗取效快,效果好,临床应加以推广。针刺手法轻盈无痛,患儿配合良好,也是起效快、疗效好的另一原因。

7. 小儿鞘膜积液

案1:栗某,男,5岁,于2017年12月15日初诊。

主诉:右侧阴囊肿大3年。

现病史:患儿从2岁时发现右侧阴囊肿大,无痛痒,晨起减小,活动过多或感冒时加重。当地医院外科诊为:鞘膜积液。建议手术治疗,家长拒绝手术,前来寻求中医治疗。

患儿面黄体弱,右侧阴囊肿大光滑,睾丸可触及,透光试验阳性,患儿系早产2个月,体质较弱,生性怯懦,脉沉弱,舌淡白苔润。

诊断:鞘膜积液。

辨证:肝阳不足,寒滞经络。

治则:温补肝阳,散寒通络。

处方:①针灸:蠡沟、水道。②中药:当归6g,枸杞子9g,小茴香6g,肉桂6g,乌药6g,木香3g,茯苓6g。水煎服,每日1剂。

操作:平补平泻法,水道加灸。蠡沟沿皮呈15°顺经平刺,每日1次,5次为1个疗程。

二诊(2017年12月21日):阴囊肿大得消近半,舌淡红苔白,脉沉弱有起色,守方如上。

三诊(2017年12月26日):阴囊肿大几近得消,活动1天后略有增加。原方加生黄芪12g。

四诊(2018年1月2日):阴囊肿大消失两天,透光试验阴性,脉正舌可,停针药观察。

随访3个月未见复发。

案2:郑某,男,7岁,于2019年3月2日初诊。

主诉:左侧阴囊肿大4年。

现病史:患儿从3岁时发现左侧阴囊肿大,无痛痒等不适,逢活动过多或热水浴时加重。于某三甲医院外科诊为:鞘膜积液,建议手术治疗,家长虑其患儿较小拒绝手术。选用外敷、抽积液等保守治疗1年,未见长期疗效,观察3年未能自愈而来诊。

患儿左侧阴囊肿物光滑,能触及睾丸,透光试验阳性,舌暗红,脉弦涩。

诊断:鞘膜积液。

辨证:肝郁血瘀。

治则:疏肝活血。

处方:①针灸:蠡沟,水道。②中药:当归10g,川芎6g,白芍12g,泽泻10g,白术15g,茯苓12g,荔枝核9g,木香5g,乌药5g,枳实4g,槟榔4g。水煎服,每日1剂。

操作:泻法,水道加灸。蠡沟沿皮呈15°顺经平刺,每日1次,5日为1个疗程。

二诊(2019年3月8日):阴囊肿大得消过半,舌淡红,脉略弦,守方如上。

三诊(2019年3月13日):阴囊肿大昨日消失,透光试验阴性,余无异常。停针,继服中药5剂巩固。

随访3个月未见复发。

按语:小儿鞘膜积液是小儿阴囊部常见的疾患之一,属中医疝证"水疝"范畴,现代医学常以手术治疗,给患儿及家长带来较大恐惧心理,近年求诊中医者逐渐增加。《诸病源候论》曰:"诸疝者,阴气积于内,复为寒邪所加,使荣卫不调,气血虚弱,故风冷入其腹内而成疝也。"可见疝证多为寒邪所致,其病位主要在足厥阴肝经和足少阴肾经。蠡沟穴是足厥阴肝经的络穴,别走足少阳胆经,其别者,循胫上睾,结于茎,足厥阴络脉由此分出上联于阴部,故历代医家治疗疝气多取此穴,气至病所,其病可愈。水道穴属足阳明胃经,擅长治疗小便不利等水液输布排泄失常性疾病,加灸温化水湿,散寒祛邪。案1证属肝阳不足,寒滞肝脉,故加用暖肝煎,暖补肝肾,温经散寒。

阳气得通,水液得化,故其愈可期。案 2 证属肝郁血瘀,肝藏血,血不利则为水,方加中药当归芍药散加味,疏肝活血,健脾利湿。针药之理俱不离肝疏脾运,标本兼治之法,故可使患儿免受手术之苦。

8. 小儿斜颈

案 1:韩某,男,2 个月,于 1988 年 7 月就诊。

主诉:头颈向右侧歪斜。

现病史:患儿出生后家长就发现其头向右侧歪斜,未予重视,1 个月后歪斜更加明显,经我院外科及骨科检查,诊断为:右侧肌性斜颈。建议长大后择期手术治疗。因而求助于针灸治疗。查:头颅转侧困难,头歪向右侧,沿右侧胸锁乳突肌方向,可明显触及条索状硬块,二便正常,食眠均可,患儿系早产儿。

诊断:斜颈。

辨证:经脉瘀阻。

治则:疏通气血,化瘀通络。

处方:翳风、完骨、天窗、水突、阿是穴、曲池、外关、合谷。

操作:用快速轻柔点刺法,不留针。

二诊:针刺 3 次后,歪斜明显减轻,条索状物变柔软,继续上法治疗。

三诊:针刺 15 次后,颈部条索状硬块消失,活动自如,而告治愈。

随访 1 年,未见复发。

案 2:李某,女,2 岁 6 个月,于 2001 年 5 月初诊。

主诉：头颈向左侧歪斜。

现病史：患儿 4 个月大时，家长发现其头向左侧歪斜，遂到某三甲医院就诊，诊断为：左侧肌性斜颈，建议长大后择期手术，其间可采用按摩或热敷的方法。患儿家长随遵医嘱进行治疗，2 年来未见好转，且歪斜更加明显，而来我处求治。查：头颅转侧困难，头歪向左侧，左侧颈部有一椭圆形包块，中等硬度。二便正常，食眠均可，患儿有难产病史。

诊断：斜颈。

辨证：经脉瘀阻。

治则：疏通气血，化瘀通络。

处方：翳风、完骨、天窗、水突、阿是穴、曲池、外关、合谷。

操作：用快速轻柔点刺法，不留针。10 次为 1 个疗程。

历时治疗 3 个月，包块消失，头颅转侧正常，病告痊愈。

按语：小儿为稚阴稚阳之体，气血待充，筋脉待长。因此，对小儿疾病的治疗，手法要轻，针刺要浅，以免伤其正气。根据小儿生理特点及《黄帝内经》关于针刺之理论，采用了轻柔浅刺法治疗本病。小儿斜颈，病变在颈部，累及少阳、阳明二经。病因为产伤及宫内发育不良而致经脉阻滞，气血郁滞，瘀血不去，则新血不能濡养筋脉肌肉而致胸锁乳突肌缺血、缺氧，肌肉挛缩而致本病。关于本病的治疗，根据病因及病变部位，采用循经取穴及病位取穴相结合的方法。以理气活血、疏通经络为治则。故取翳风、完骨、扶突、外关、曲池、合谷等穴，以疏通少阳、阳明之经气，使气血流畅、瘀祛新生，改善局部血液循环，使挛缩舒展，硬块及条索变软消失。治疗疾病除正确的诊断及选穴外，针刺的深度及手法也至关重要。人体是一个有机的整体，人体表里之间，是一个连续性和间断性相统一的多层次结构。所谓连续性是指从表至里,由经络所沟通;所谓间断性是指人体皮肉筋骨及内脏器官各自有独立功能及所在部位。因此,我们在针刺时必须掌握好针刺的深浅度。《灵枢·九针十二原》指出:"夫气之在脉也,邪气在上,浊气在中,清气在下。故针陷脉则邪气出,针中脉则浊气出,针太深则邪气反沉,病益。故曰:皮肉筋脉,各有所处,病各有所宜。"可见准确掌握针刺深浅度,对于治疗效果至关重要。另外,本病的早期治疗相当重要,案1患儿发现早,治疗早,恢复快;案2患儿发现早,治疗不得当,延误了治疗时间,所以恢复较慢。对疾病治疗5个疗程以上效果不显著者,应择期进行手术治疗,以免引起面部畸形或脊柱侧弯等并发症。总之,对小儿斜颈,要早发现、早治疗,以免留残。

9. 小儿脑瘫

萧某,女,1岁,于2015年4月7日初诊。

主诉:四肢痿软无力,反应迟钝1年。

现病史:患儿为双胞胎之一,出生时口唇青紫,缺氧,经抢救后生命体征恢复正常,逐渐出现四肢痿软,发育迟缓,摄食吞咽功能差,反应迟钝。

患儿现1周岁,仍不能独坐、独站,不会咀嚼,双目上视,呼叫无反应。肌肉瘦削,面色萎黄,只吃流食,纳少,睡眠不安,二便调。舌质淡,苔薄白,脉细弱。

体格检查:精神萎靡,面色萎黄,反应迟钝,发育迟缓,肌肉瘦削,双目无神,双睛上视。拇指内收,不能独坐,站立尖足。四肢肌力Ⅳ级,肌张力Ⅱ级。无病理征。

诊断：脑瘫（五迟五软）。

辨证：肝肾不足，心脾两虚。

治则：醒神开窍，补益心脾，滋补肝肾。

处方：百会、神庭、印堂、太阳、廉泉、地仓、内关、合谷、足三里、阴陵泉、三阴交、太溪、太冲、中气法。

操作：针刺以轻柔点刺不留针，每日 1 次。

二诊：治疗 10 次双目上视好转，仍不能咀嚼。继续治疗 1 个月。

三诊：患儿可吃固体食物，反应较前灵敏。

四诊：治疗 3 个月余，患儿饮食佳，精神饱满，面色红润，呼叫反应灵敏，表情活泼，言语不能，可独坐，不能独站，站立仍尖足。

五诊：经过半年的治疗，患儿独自站立，可稍微走几步，但是不稳，能简单说几个字，不连贯，各种情况明显较前好转，停针观察。

按语：小儿脑性瘫痪简称脑瘫，是小儿出生前到生后 1 年以内各种原因所致的非进行性脑损伤综合征，主要表现为中枢性运动障碍、肌张力异常、姿势及反射异常。并可同时伴有癫痫，智力低下，语言障碍，视觉及听觉障碍等。小儿脑瘫属中医学"五迟""五软"等范畴。

脑瘫的病因很多，既可发生于出生时，也可发生在出生前或生后新生儿期。主要由先天不足，或后天失养，或病后失调，致使精血不足，脑髓失充，五脏六腑、筋骨肌肉、四肢百骸失养，形成亏损之证。本病病位在脑，与五脏密切相关。基本病机是脑髓失充、五脏不足。

脑瘫患儿多为先天不足，加之后天摄食功能差，而致发育迟缓,体弱多病。针刺治疗在醒神开窍基础上,加针灸中气法强壮、和中健运脾胃培补后天以养先天。在脑瘫治疗中,除辨证取穴准确外还应注意针刺手法,以轻柔点刺为主,小儿体质娇嫩,为稚阴稚阳之体,深刺易伤正气,加上留针时患儿往往哭闹不停,因此不利于病情的恢复,点刺不留针、祛邪而不伤正才能提高疗效。

10. 小儿臂丛神经麻痹

赵某,女,出生26天,于2011年4月27日初诊。

主诉:患儿出生后7天发现右臂无力,不能活动。

现病史:患儿于2011年4月1日出生,出生体重4.2kg,分娩时头出困难,第2产程延长。出生后1周家长发现患儿左上肢活动自如,右上肢不活动,右手伸、握等活动无法完成,右腕下垂,经某三甲医院检测:右臂肌力为"0"级,诊为右侧臂丛神经麻痹。经对症治疗无效,于生后26天来诊。现症见右上肢肌肉松弛无力,被动体位,余无异常。

诊断:右侧臂丛神经麻痹。

辨证:产伤经络,气血瘀滞。

治则:活血化瘀,通经达络。

处方:肩髃、臂臑、手三里、外关、阳池、合谷、内关。

操作:每日1次,轻柔浅刺手法,不留针,10次为1个疗程。

二诊(2011年5月6日):针刺7次后,患儿右上肢开始能轻微活动,手腕部下垂有所改善,加脾俞、足三里、阳陵泉。

三诊(2011年5月15日):针刺15次后,肌肉松弛见好转,肌力为Ⅰ级,效不更方。

四诊(2011年7月10日):患儿共针刺62次后,肌力完全恢复,手伸屈正常,手腕下垂消失,握物正常。

随访5年,患儿未留任何后遗症。

按语:臂丛神经麻痹属中医学"痿证"范畴,该患儿出生时由于体型较大,属于过度外力牵拉引起局部经络气血运行不畅,气血瘀滞,肌肤经脉失于濡养而发生痿证。治疗本病,李老不拘泥于《黄帝内经》中"治痿者独取阳明"的理论,并受《素问·痿论》中心、肝、脾、肺、肾五脏之疾均可致痿的启发,结合肌肉筋脉、骨骼均可受病的临床实践,创造性地采用了数经互用、浅刺多穴和轻刺不留针的方法。因小儿为稚阴稚阳之体,气血待充,筋脉待长,故治疗时手法要轻,针刺要浅,以免损伤正气。正如《灵枢·官针》所说:"疾浅针深,内伤良肉……病深针浅,病气不泻"。《素问·刺要论》指出:"病有浮沉,刺有浅深,各至其理,无过其道"。采取数经互用、轻刺不留针、浅刺多穴的方法,能调整脏腑气血,加快气血的生成,促进气血流注于肌肤筋骨,达到调气和血、疏通经络的目的。初诊腧穴相配,共奏活血化瘀、通经活络、调和气血的作用,复诊加脾俞、足三里、阳陵泉,健脾胃、充肌腠、养筋脉。诸穴合用,结合轻柔浅刺手法又促进臂丛神经的修复和再生,从而达到恢复肢体功能的目的。

11. 小儿脊髓灰质炎后遗症

案1:张某,男,3岁,于1972年9月初诊。

主诉:左下肢瘫痪10天。

现病史：患儿 15 天前无明显诱因出现发热、腹泻、食欲不振，体温 38.0~39.2℃，大便每天 2~3 次，无脓血。于当地联合诊所就诊，给予消炎、止泻等对症处理，治疗 2 天病情不见好转，遂转诊到县医院儿科住院治疗，3 天后发烧、腹泻好转，但患儿突然出现左下肢痿软无力，走路不稳。继续治疗 6 天后发烧、腹泻痊愈，但左下肢症状未见缓解，走路表现足尖下垂，走路摔跤。请神经内科会诊，结合脑脊液等理化检查，确诊为：脊髓灰质炎。建议患儿针灸治疗。

患儿精神欠佳，面色萎黄，纳食不馨，左足尖下垂，背屈不能，下肢无力，走路跛行。扪及左下肢肌肉松软，弹性差，肢凉不温，翻身困难，舌淡苔薄白，脉弱。

诊断：脊髓灰质炎后遗症。

辨证：脾气虚弱。

治则：健脾益气，温经通络。

处方：①肾俞、命门、腰阳关、秩边、委中、承山、飞扬、昆仑、阿是穴。②环跳、阳陵泉、髀关、伏兔、梁丘、足三里、悬钟、丘墟、解溪、八风、阿是穴。

操作：上两组腧穴交替应用，秩边、环跳需针刺有放电感到达下肢为佳，其他穴位均采用轻柔浅刺手法，不留针。每日 1 次，10 次为 1 个疗程，疗程间隔 3 日。

二诊：患儿治疗 5 次后足尖下垂开始好转，现已治疗 10 次，纳食已馨，精神转好，左下垂足尖可以背屈，但力量不足，治疗方案同前。

三诊：患儿治疗 20 次，左下肢走路较前有力，测肌力Ⅲ级，基本可以自主翻身，诸症俱减，方案同前。

四诊：患儿以上述方案共治疗 55 次，近 10 天已行走、翻身自如,视患肢肌肉丰满无异,原肌肉松软处扪之弹性恢复正常,患肢肌力达到Ⅴ级,舌淡红、苔薄白,脉和缓。临床痊愈,停止治疗。

案2:孙某,男,5岁,于1986年7月20日初诊。

主诉:右下肢瘫痪12天。

现病史:患儿12天前无明显诱因出现发热、食欲不振,体温38.6℃左右,家长未加注意,按感冒自行喂药。2天后突然发现患儿站立不稳,走路困难,行走时右足尖下垂并呈跛行,遂到当地卫生院就诊,对症治疗10天后发热已退,但右腿瘫痪症状进行加重,转诊至我院,经儿科会诊后确诊为"小儿脊髓灰质炎",求助于针灸治疗。

患儿一般情况尚可,饮食、睡眠、二便正常,翻身困难,站立不稳,行走时需家长搀扶,右腿跛行,足尖下垂。肌力:右下肢Ⅱ级,扪右腿肌肉松软,弹性减退,舌淡苔白,脉细弱。

诊断:脊髓灰质炎后遗症。

辨证:气血两虚。

治则:健脾养血,温经通络。

处方:①肝俞、脾俞、肾俞、秩边、环跳、阳陵泉、丘墟、昆仑、解溪、阿是穴。②髀关、伏兔、梁丘、足三里、阴陵泉、三阴交、太溪、阿是穴。

操作:上两组腧穴交替应用,秩边、环跳需针刺有放电感到达下肢为佳,其他穴位均采用轻柔浅刺手法,不留针。每日1次,10次为1个疗程,疗程间隔3天。

二诊(1986年8月2日):患儿治疗10次,可独立翻身,右下肢较前有力,现可以自行站立,走路仍需搀扶,步态跛行,足尖下垂,治疗同上。

三诊（1986年8月15日）：今日复诊，患儿已可自行行走，步态不稳，足尖下垂好转，肌肉萎缩基本恢复，弹性可，效不更方。

四诊（1986年8月28日）：患儿共治疗30次，现行走自如，足尖背屈自如，肌肉饱满，测肌力Ⅴ级，舌淡红、苔薄白、脉和缓。停止治疗。

按语：小儿脊髓灰质炎为20世纪60~70年代常见传染病，其传染性强、致残率高，为当时对小儿危害性颇大的急性传染病，无特效药物治疗，对症处理多留有后遗症，以致患儿终身致残，对家庭和社会都是沉重的负担。笔者当时尚在河北省中医学校附属医院（现石家庄市中医院）针灸科工作，通过观察大量患儿发现，该病属中医学"痿证"范畴，发病多累及下肢，以胆经、膀胱经、胃经、脾经等受损为主，有受损肌肉群广泛而不规则的特点，在《素问·痿论》心、肝、肺、脾、肾五脏之疾均可致痿的理论启发下，确立了治痿应辨证、辨病与辨经相结合的治疗观点，用阴经与阳经相配的选经配穴治疗方法，创立了"多经多穴治痿证法"，此法一经应用，疗效明显优于"治痿者独取阳明"法。

治疗小儿脊髓灰质炎后遗症常取腧穴有：肾俞、命门、腰阳关、秩边、委中、承山、飞扬、昆仑、环跳、阳陵泉、髀关、伏兔、梁丘、足三里、悬钟、八风、阿是穴等。足内翻者配丘墟、申脉；足尖下垂者配解溪、内庭、公孙；足外翻者配复溜、太溪、商丘等，阿是穴以萎缩的肌肉处为取穴点。总之，以上腧穴视病情所需，灵活掌握，也可分组选取。其内容体现在两个方面。其一，经穴多而不乱。临证所选经穴应视痿证患者麻痹肌肉群沿经络分布的具体路线而定。既要遵循《黄帝内经》之"各补其荥而通其俞"的经旨,在符合辨证的各个不同脏腑经脉中分经取穴;又要时刻注意阴经与阳经相配伍的针刺原则,重点选用具有阴阳表里关系的经脉进行配穴,力求"从阴引阳、从阳引阴"。其二,运用多经多穴法治疗痿证,针刺手法是取效的关键环节。除严格掌握好补虚泻实的原则外,一定要掌握好适当的针刺深浅度与刺激量。临证以浅刺法运用较多。因为,多数痿证患者病程漫长,局部肌肉筋脉缺乏气血的荣养,脉络已虚,大多存在正气不足的征象,而浅刺法刺激量轻,就其作用而言,是一种偏补的方法,能够鼓舞人体正气,使肢体低下的功能得以恢复,尤其是对于稚阴稚阳之体的小儿患者,即使有实证的证候,手法亦不可过重。临证治疗痿证,深浅刺法不可偏废,应结合病之深浅,体之强弱,年龄大小,宜深则深,宜浅则浅。总以"深不至邪,浅须得气"的原则,目的为激发经络气血的运行,恢复神经肌肉的活力。

12. 小儿抽动障碍

案1: 张某,男,6岁,于2013年12月8日初诊。

主诉: 挤眼、眨眼、耸鼻1年余。

现病史: 患儿1年前患结膜炎愈后出现挤眼、眨眼、耸鼻不能自控。在某医院眼科治疗诊为"慢性结膜炎",以多种眼药水滴眼,不见好转。

现患儿仍不自主挤眼,眨眼,耸鼻,撮嘴,眼白睛略红。纳食差,睡眠欠安,舌质红,苔白略腻,脉细。

诊断: 抽动障碍。

辨证: 心神失养。

治则：养心安神定志。

处方：百会、印堂、上星、太阳、四白、迎香、合谷、三阴交。

操作：上穴采用轻柔点刺法,点刺不留针。每日针刺1次。

二诊：治疗2次结膜充血明显好转,唯仍眨眼。继守原方治疗8次。

三诊：患儿结膜充血愈,仍挤眼多动,纳食差,治疗上方加中气法取穴及足三里。治疗3次。

四诊：患儿挤眼、眨眼、耸鼻等症明显减轻。

五诊：继续治疗10次纳食多,多动减轻,患儿体重增加2.5kg。又继治疗20次诸症愈。

随访半年无复发。

案2：辛某,男,7岁,于2014年7月9日初诊。

主诉：挤眼、鼓腮,吐口水1年余,近1个月加重。

现病史：患儿1年前无明显诱因出现多动,烦躁,干咳,吐涎沫,挤眉弄眼,刮舌搜涎,频唾涎沫,易感冒。曾在某三甲医院就诊,查为鼻炎、喉炎、气管炎等,用抗生素治疗无明显好转。在某中医院查为链球菌感染,予冬病夏治消喘膏外贴治疗,咳嗽略有好转,但其他症状未见好转。纳食欠佳,大便调,舌尖红,苔白略腻,脉弦滑数。

体格检查：面色黄,精神佳,形体瘦。

诊断：抽动障碍。

辨证：脾虚肝郁。

治则：调神定志,补益脾肾。

处方：百会、上星、印堂、风池、阳白、太阳、迎香、廉泉、曲池、合谷、足三里、三阴交、太冲。

操作：予轻柔浅刺法，点刺不留针。背部大椎、肺俞闪罐。

二诊：治疗 1 次患儿诸症明显减轻，无刮舌搜涎，挤眼亦少，仍时干咳。继续治疗 10 次。

三诊：共治疗 21 次，诸症尽除。

随访 2 个月无复发。

按语：抽动障碍，又称"抽动秽语综合征""多发性抽动症""进行性抽搐""冲动性肌痉挛"等。以面部、四肢、躯干部肌肉不自主抽动伴喉部异常发音及猥秽语言为特征的综合症候群。特征是患儿频繁挤眼、皱眉、皱鼻、噘嘴等；继之耸肩、摇头、扭颈、喉中不自主发出异常声音，似清嗓子或干咳声。少数患儿有控制不住骂人说脏话的症状。症状轻重常有起伏波动的特点。感冒、精神紧张可诱发和加重，其中约半数患儿伴有多动症。日久则影响记忆力，使学习落后，严重者因干扰课堂秩序而被迫停学。该病是临床较为常见的儿童行为障碍综合征，根据近年来我们的观察，男孩发病率高于女孩，在接诊的患者中，男孩占 2/3。中医历代文献无此病名，据其临床表现，在一些文献中可见类似描述，如明代王肯堂《证治准绳》："水生肝木，木为风化，木克脾土，胃为脾之腑，故胃中有风，瘛疭渐生，其瘛疭症状，两肩微耸，两手下垂，时腹动摇不已"。当代医家多将本病归于"瘛疭""慢惊风""抽搐""筋惕肉瞤""肝风证"等范畴。中医针灸治疗该病副作用小，易被患者接受，远期疗效稳定。本病病程长、症状多变，且常因外界因素、家庭环境影响较明显，其症状时轻时重，反复发作，不经正确治疗很难自愈。

四、骨伤科病证

1. 落枕

案1：郭某，女，37岁，于2013年6月13日初诊。

主诉：右颈项部疼痛，不能转侧3日。

现病史：患者3日前因睡觉姿势不正，加之天热贪凉未关窗户，次日晨起突然右项部疼痛，颈部左右活动及头部前俯均受限。在某社区针灸、推拿治疗3次症状不减，并出现向后背、右肩胛部位放射疼痛而来诊。

现患者痛苦面容，强迫姿势，顾盼不能，切按项部肌肉紧张、板硬，压痛明显，舌淡红，苔薄白，脉紧涩。

诊断：落枕。

辨证：风寒外袭，经气阻滞。

治则：疏风散寒，通经活络。

处方：①风池、风府、天柱、肩中俞、外关、后溪。②风门、肺俞拔火罐。

操作：泻法，得气后留针30分钟，起针后拔火罐5分钟。每日1次。

二诊（2013年6月14日）：治疗1次，疼痛大减，当晚即可安睡，肩背、肩胛部疼痛减轻，俯首仍受限，加人中、天髎、肩髃，手法同前。

三诊（2013年6月16日）：治疗3次，起针后项背柔软舒适，俯仰顾盼自如，嘱其停止治疗，避风寒、慎起居。

案2：刘某，男，45岁，于2014年12月3日初诊。

主诉：颈项部疼痛伴发热、咳嗽7天。

现病史：患者长期伏案工作，素有颈项强直不适症状，1周前外出受寒后出现发热，伴咳嗽、项强而痛，体温达39℃。经某医院门诊输液（用药不详）治疗7天后，发热、咳嗽好转，但每日仍低热不退，项部疼痛逐渐加重，以致颈部活动受限，疼痛夜不能寐，化验血常规正常，建议针灸治疗。

查体温：37.6℃，颈部肌肉紧张，察其疼痛部位属太阳经脉，压痛明显，舌淡红苔白，脉浮数而紧。

诊断：落枕。

辨证：寒邪外束，风寒袭络。

治则：解表散寒，舒筋通络。

处方：①大椎、大杼、风门、后溪、合谷、外关。②风门、肺俞、肺投影区拔罐。

操作：泻法，得气后留针30分钟，起针后拔火罐5分钟。每日1次。

二诊（2014年12月4日）：患者昨日治疗后即感轻松，当夜睡眠已无大碍，体温37.3℃，偶有咳嗽。效不更方，以前方继续治疗2次。

三诊（2014年12月6日）：共治疗3次，体温36.3℃，咳嗽明显好转，颈项柔软，按压无疼痛，考虑患者长期伏案工作，以前方去合谷、外关，手法改为平补平泻，继续治疗5次以巩固。

随访3个月未复发。

按语：落枕是临床常见症，也是针灸治疗的"特效"证，该证多由睡眠姿势不适或感受风寒，经络受阻，以致项部筋脉失和，气血运行不畅，不通而痛所致。我们早在《中国针灸》1984年第4期中发表论文《针刺加火罐治疗落枕100例》，在本篇中阐述治疗该病以风池、天柱、肩中俞、外关、后溪为常用穴。以此加减，寒邪重者加大椎；风邪重者加风府；头不能后仰者加刺承浆；头不能前屈者加刺人中；疼痛严重扩散到肩背部者加刺天髎、肩髃；兼见头痛、身寒、发热或咳嗽鼻塞、脉浮者可酌加上星、太阳、合谷、列缺、外关等穴。拔罐多采用风门、肺俞穴，针刺手法一般多用泻法，个别老年体弱患者用补法或平补平泻法，起针后再行拔罐。经临床验证，患者多在1~3次即可治愈。

案1 患者病起睡眠姿势不适，加之外感风寒，致使经气受阻，不通则痛。方用风池、风府、天柱、肩中俞、外关、后溪。风池乃足少阳与阳维脉的交会穴，解表疏风；风府为督脉与阳维脉之会，是治疗风邪之要穴，天柱、肩中俞属太阳，通督脉，局部取穴，散寒、舒筋、活络，外关通于阳维脉，针之解表于外；后溪手太阳小肠经之输，上项，通督解肌祛风以达表。风门、肺俞拔罐，以肺者主表，风门是风邪入侵的门户，二穴拔罐可疏风散寒，宣肺解表，共治疗3次即愈。

案2 患者颈项疼痛加之咳嗽、发热，病起外感风寒，治当解表散寒无疑。但患者输液后颈项疼痛加重，说明寒邪凝滞经络、瘀阻未去，表邪未去，故低热、咳嗽依然。察其疼痛部位属太阳经脉，处方以督脉之经穴大椎，为手、足三阳经与督脉之会，合手太阳输穴后溪，二穴相配疏通督脉和手太阳经气，振奋阳气，通络解肌；大杼为手足太阳之会，擅治风寒束表、头项强痛，尤以项背筋急不得转侧者特效，风门为风邪出入之重要门户，针刺加拔罐可有效驱风外出；手阳明之原穴合谷开闭宣窍，疏风清热，手少阳络穴外关清利三焦，舒经活络；配合风门、肺俞、肺投影区拔罐，祛风透表，导邪外出。诸穴相配，标本兼治，手法得当，总以祛邪外出，疏经通络为原则，故治疗1次见效，3次痊愈。

2. 颈椎病

案1：李某，女，45岁，于2010年7月3日初诊。

主诉：颈肩强痛加重4个月，伴右手麻木15天。

现病史：患者1年多来连续做刺绣工作，每遇劳累后出现颈肩强痛不适，近4个月颈肩症状加重，影响睡眠，时有头晕，欲呕，15天前出现右上肢酸痛不适，手指麻木。某三甲医院颈椎MRI示"$C_{3\sim4}$、$C_{6\sim7}$椎间盘突出，颈椎生理曲度消失"。经牵引、按摩治疗5天无效来诊。

症见面色萎黄，精神不振，全身无力，月经延期，量少色淡，颈部肌肉紧张，连及右肩、右上肢，指麻以食、中、无名指较重，舌淡红，苔薄白，脉细弦。

诊断：颈椎病。

辨证：气血两虚，经络痹阻。

治则：益气补血，温经通络。

处方：颈夹脊、天柱、新肩痛穴、气海、血海、三阴交、后溪、八邪。

操作：平补平泻法，每日1次，留针30分钟，10次为1个疗程。

二诊（2010年7月14日）：经治疗后，颈项强痛及头晕、欲呕症状消失，指麻得减，唯在睡眠及劳累后明显，扪颈部肌肉柔软无抵抗，去颈夹脊、天柱、新肩痛穴，继续治疗。

三诊：（2010年7月25日）：面色渐红润，精神饱满，诸症消失,手指麻木已 3 日未见,舌淡,苔薄白,脉虚。嘱巩固治疗 5 次,隔日 1 次,加服八珍丸 15 日以善后。

随访半年未见复发,嘱其加强锻炼,避免颈部劳累过度。

案 2:赵某,男,38 岁,于 2011 年 8 月 4 日初诊。

主诉:颈项强紧不舒伴头晕、乏力 1 个月余。

现病史:患者素体肥胖,喜贪凉饮冷,入夏以来饮冰镇啤酒颇多,近 1 个月来出现颈部僵硬、发凉不适,头晕、头沉较著,四肢乏力。市某医院颈椎 MRI 示"颈椎生理曲度消失,$C_{3\sim4}$、$C_{4\sim5}$ 椎间盘膨出",理疗 10 余天无明显效果来诊。

症见面色晦暗,体质肥胖,精神不振,颈强不舒,头重如裹,昏昏欲睡,腹胀便溏,小便不利,四肢疲乏。扪颈部肌肉紧张、皮肤发凉,舌胖有齿痕,苔白厚腻,脉濡。

诊断:颈椎病。

辨证:脾虚湿困,经络受阻。

治则:健脾利湿,通经活络。

处方:足三里、丰隆、中脘(加灸)、阴陵泉、水分、颈夹脊、新肩痛穴。

操作:颈椎局部诸腧穴用泻法,余用补法。每日 1 次,留针 30 分钟,10 次为 1 个疗程。

二诊(2011 年 8 月 15 日):患者述针刺当日即有小便通利之感,经 10 次治疗,颈部颇感舒适,精神也明显好转,腹胀消失,大便逐渐成形,纳食亦馨,四肢略有乏力,去颈夹脊、新肩痛穴继续治疗。

三诊:(2011 年 8 月 26 日):神清气足,诸症消失,腹围明显缩小,令患者感到欣慰的是在治好颈椎病的同时,困扰多年的腹胀、便溏也随之而愈。嘱其禁食生冷以善后。

随访半年未复发。

按语：颈椎病总属"痹证"范畴，该病虽以头颈部症状为主，治应疏通局部气血经络，但切不可忽视正气不足的一面，正所谓"正气存内，邪不可干"。案1患者气血两虚，复经劳损，不荣则痛，气血不能充养经络百骸，致使风寒湿邪每易侵袭停留，项痛、指麻诸症频作。治当益气补血，温经通络，方用气海、血海调动一身气血，气血双补；三阴交补可益阴养血，泻可通经活血；颈夹脊、天柱为局部取穴，经络所通，主治所及，具有疏通局部气血，通经止痛的作用；新肩痛穴为经验穴，位于肩井穴前后左右各旁开1寸，共4穴，是治疗颈肩疼痛的常用穴；后溪为八脉交会穴之一，通于督脉，与天柱相配可疏通太阳、督脉经气，通经止痛；取经外奇穴八邪，通经活络，引血达梢，对治疗项强、指麻效果明显。二诊鉴于颈部症状缓解，该证以虚为主，故去局部腧穴，避免徒伤气血，愈后加服八珍丸气血双补巩固以善后。

案2患者正值壮年，体质肥胖，喜贪凉饮冷，致使寒湿困阻，阳气不振。湿邪困脾则肢乏无力，腹胀便溏，清阳不升则头重如裹，昏昏欲睡，湿阻经络，气血失常则项强不舒。《素问·至真要大论》病机十九条："诸痉项强，皆属于湿"，《杂病源流犀烛》："颈项强痛，肝、肾、膀胱病也。三经感受风寒湿邪，则项强"。凡该病夹湿邪者，必先祛湿，待湿去则正复，或再议补。方用足三里、丰隆，健脾化痰、祛湿；中脘为胃之募穴，六腑之会，针可健中补气，灸可温中散饮；阴陵泉、水分健脾利湿，运化水液，导水湿从小便而出；颈夹脊、新肩痛穴同样属局部取穴，舒经活络，缓解症状。愈后嘱其禁食生冷，固护脾胃，以免复发，同样重要。

3. 肩周炎

案1：陈某，男，52岁，于2014年9月15日初诊。

主诉：右肩痛1年余。

现病史：患者于1年前，因在工厂过度用力工作后，右肩疼痛不已，每于夜静时痛剧，常觉肩颈不适，经某医院X线摄片检查，颈椎未见明显病变。经多方医治未见好转而来诊。

症见右肩胛冈上部有明显压痛点，肩部外展、后伸动作均受限制，右肩外展约70°则痛，不能上举摸头，舌质淡红，舌苔白，脉略弦。

诊断：肩周炎。

辨证：筋脉失养，气血不畅。

治则：通络逐痹，调畅气血。

处方：针取右肩阿是穴处3个阳性点、第5颈椎~第2胸椎夹脊穴处两个阳性点。

操作：用较强的刺激手法，挑刺上述穴、点，反复牵拉旋动，每隔1日进行挑刺1次。

二诊（2014年9月21日）：经针挑治疗3次后，肩痛已显著减退，肩臂功能活动亦大有进步。

三诊（2014年9月27日）：针挑治疗5次后症状已基本控制。停针1个月后随访，经针挑治疗共6次之后，右肩痛已消失，肩臂功能活动已恢复正常，未复发。

案2：黄某，女，47岁，于2015年6月1日初诊。

主诉：左肩部疼痛，活动受限13天。

现病史：患者于13天前开始身微发热，继感左肩疼痛，尤以肩胛冈至锁骨肩峰端为甚，痛时向上臂外缘放散至肘关节，夜间常因疼痛而醒，晨起稍活动及用手揉搓局部后疼痛减轻，左手不能抬举梳头，伴见乏力头晕，心慌，纳呆。左上肢外展抬举 80° 时则疼痛加剧，在肩髃穴处压痛明显，脉浮缓，舌质淡红，苔薄白。

诊断：肩周炎。

辨证：风寒侵袭经络，气血凝滞。

治则：调气血，祛风寒，舒经活络。

处方：天宗（针后加灸）、肩髃、曲池、臑会、合谷。

操作：平补平泻法，留针 30 分钟，每日 1 次。

二诊（2015 年 6 月 4 日）：针刺上穴后，诸症大减，夜寐已无痛醒现象，仍本上方治疗。

三诊（2015 年 6 月 6 日）：经治 5 次后，疼痛基本消失，头晕乏力减轻，无心慌，睡眠食欲正常，左上肢活动自如。

四诊（2015 年 6 月 11 日）：患者自觉好转而自行停止治疗。

案 3：赵某，女，53 岁，于 2012 年 12 月 15 日初诊。

主诉：右肩关节疼痛 3 年，加重 2 个月。

现病史：患者右肩关节疼痛 3 年，伴有明显寒凉感，昼轻夜重，肩关节活动受限，梳洗均较困难，常以自行服止痛药维持治疗。2 个月前因劳累复着凉后出现右肩疼痛加重，服止痛药效果不明显，以致夜不能寐，某三甲医院诊断为"肩周炎"，用泼尼松龙局部封闭治疗 3 次，白天症状略有缓解，但夜晚仍疼痛难忍，影响睡眠，经医院介绍建议前来针灸治疗。

症见痛苦面容，右肩疼痛较著，喜暖畏寒，右臂外展、内收、上抬活动均受限。扣肩关节皮肤发凉，周围肌肉萎缩、松软、弹性减退，舌淡暗，苔白，脉涩。

诊断：肩周炎。

辨证：营血不足，风寒痹阻。

治则：养血和营，散寒通痹。

处方：足三里、四透穴（肩髃透臂臑、肩贞透极泉、肩髎透臑会、曲池透少海）。

操作：足三里用补法，四透穴针后加灸，起针后在相应的部位闪罐，反复吸拔多次，拔至皮肤潮红为度。每日 1 次，留针 30 分钟，10 次为 1 个疗程，疗程间隔 3 天。

二诊（2012 年 12 月 28 日）：患者欣述，经治疗 3 次后肩部疼痛即得缓解，夜晚睡眠基本不受影响。嘱其活动肩部，外展、内收、上抬均较前灵活，肌肉弹性有所恢复，效不更方，治疗同前。

三诊（2013 年 1 月 12 日）：经过 20 次治疗配合适当运动，患者肩部疼痛消失，活动自如，肌肉萎缩恢复，嘱其适寒温，适度锻炼，停止治疗。

按语：肩周炎，中医称漏肩风、肩凝症，是临床常见病、多发病，该证病虽小而痛苦大，多见于中年以后患者，故又称"五十肩"。多由脉络空虚，营失濡养，复加劳伤、寒凝，气血瘀滞而致。治疗该证一般概括为：一通（刺法通其经络血脉）；二温（灸法温经散寒，活血化瘀）；三散（拔罐使寒气外出而散）。三法并用，活血通络，温经散寒，临床应用，效若桴鼓。

案 1 患者属经络不畅的痛痹疾患，所以着重用病位局部邻近取穴法，于患侧肩胛区选取阿是穴为主，配选下颈部夹脊穴，用较强刺激手法挑刺，牵住皮下白色纤维组织，反复进行左右摇摆旋转牵拉动作，以触动所在部位的经络。挑刺之后留有创口，创口存在组织再生过程，其间留有一定的刺激作用，有利于达成较持久的有效刺激量，类似针刺加艾炷灸的综合治疗作用。

案2 患者肩凝症由于外感风寒所致，其外邪凝滞于手阳明与手太阳经脉，恶寒发热为太阳表证，察其疼痛最甚之处为手太阳小肠及阳明经脉所分布。由于患者平素体弱，气血不足，受风寒所扰后气血运行障碍，又兼阳明受邪，故出现头晕、纳呆、心慌等症，其舌脉均是太阳表证之象，所以治疗以疏风散寒，通经活络为主。方中天宗疏解太阳之风寒而通经络，且用悬灸加强散寒通络之力，肩髃、曲池通阳明经络止痛，取少阳经之臑会在于舒经活络，因其为经脉所集结之处，合谷祛风散寒，活血通络止痛。诸穴合用，使表风寒散，经脉气血通畅而诸症消失。

案3 患者年逾五十，冲任脉衰，血海空虚，脉络不足，此正气不足，邪每易侵袭，复加劳损、寒凉，致使气血凝滞瘀阻，不通则痛。方选足三里，胃经之合，属多气多血阳明经之要穴，有健运后天之本令谷气内充，以达到养血和营的目的，《灵枢·四时气》"著痹不去，久寒不已，卒取其三里。"四透穴乃治疗肩周炎经验处方，肩髃透臂臑为手阳明经穴间透刺，可加强疏通经脉及促使病变局部的气血运行；肩贞透极泉为手太阳小肠经穴透手少阴心经穴，属阴阳相配，脏腑相合，有平衡局部阴阳气血之功效；肩髎透臑会为手少阳三焦经穴间透刺，可加强疏通该经肩部经络气血，活血祛风而止痛；曲池透少海为手阳明经穴透手少阴经穴，曲池属手阳明大肠经之合穴，有解表、疏经通络的作用；少海为手少阴心经合穴，有通里、活血化瘀的作用。合穴者脉气最为盛大，取该二经合穴相透，一表一里，一气一血，有引邪达表、气帅血行之功效。透刺法可加强经脉之间的联系,使经气传导更加广泛,既扩大了刺激面,又加强了对各经经气的调节作用,从而提高了针刺效应,收到事半功倍之效。灸法温经散寒,活血通脉,遵《黄帝内经》"刺寒痹者内热"之旨,拔罐可驱使风、寒、湿邪以外出,邪去则正安,病情不易反复。

4. 腰骶神经根炎

黎某,男,46岁,于2009年8月16日初诊。

主诉:左下肢憋胀不适2年余。

现病史:患者3年前曾在高原寒冷地区工作,2年前开始出现左下肢憋胀、沉重不舒服,且日渐加重,近半年尤甚,常常夜晚因左下肢难受不能入睡。经多家三甲医院神经内科、骨科联合会诊,结合CT及MRI、脑脊液等理化检查确诊为:腰骶神经根炎。给予营养神经、激素、艾灸等中西医药联合治疗月余无效,转诊至北京某三甲医院住院,诊断同前。治疗方案在前基础上增加丙种球蛋白,加大激素用量,治疗期间曾一度好转,但数天后症状如前,继续治疗1个月仍然无效,经多方打听回邯求治针灸。

现症见走路跛行,左腿上抬困难,足尖下垂伴有内翻,可见左下肢肌肉萎缩,肌力Ⅲ级,腰酸肢冷,喜暖畏寒,左下肢憋胀、沉重不适,舌淡、苔薄白,脉沉细无力。

诊断:腰骶神经根炎。

辨证:脾肾阳虚,寒凝血脉。

治则:温阳益气,散寒通脉。

处方:①八髎、命门、肾俞、秩边、承扶、委中、昆仑。②环跳、阳陵泉、足三里、悬钟、解溪、丘墟、三阴交、太冲。

操作： 秩边、环跳要求针感沿经络顺畅传至足尖，余穴均用补法加灸。2 组腧穴交替应用，每日 1 次，10 次为 1 个疗程，疗程间隔 3 天。

二诊（2009 年 8 月 30 日）：治疗 10 次，休息 3 天，今日复诊始觉下肢冷有所减轻，走路时亦较前略轻快，余无所变，继续治疗。

三诊（2009 年 9 月 25 日）：共治疗 1 个月，今日复诊已获明显疗效，左腿上抬自如，走路跛行消失，足尖下垂、内翻缓解，左下肢肌力Ⅳ级，肌肉萎缩开始恢复。但仍觉左下肢憋胀、沉重不适，舌淡红、苔薄白，脉沉缓。

四诊（2009 年 10 月 30 日）：治疗 2 个月，诸症基本恢复，左下肢肌力Ⅴ级，时已至秋凉，唯有左下肢畏寒明显，舌淡红、苔薄白，脉沉弱。针八髎、命门、肾俞、秩边加灸，加服金匮肾气丸 3 盒，余穴停。

五诊（2009 年 11 月 12 日）：诸症消失，行走自如，舌淡红、苔薄白，脉沉缓有力，停针治疗观察。

随访 1 年未复发。

按语： 患者已逾五八之年，《素问·上古天真论》："五八，肾气衰"。况久居冷地，寒邪愈加损伤阳气。寒为阴邪，最易袭下，患者阳气不足加之寒邪外袭，病之成也。日久不愈，阳气愈伤，《素问·生气通天论》："阳气者，精则养神，柔则养筋"。阳气不足失却温煦、涵养之功，故现肢困、寒冷、无力、跛行，舌淡、苔薄白，脉沉细无力等证。方用总督一身阳气之督脉命门，和阳气最盛的足太阳膀胱经八髎、肾俞、秩边、承扶、委中、昆仑诸穴，秩边用通，余穴用补，通补结合，灸助生阳；用胆经环跳、阳陵泉、悬钟、丘墟升发少阳,疏通经络,使阳气生生不息;取肝经太冲,脾经三阴交为善补阳者,阴中求阳之意;取多气多血之足阳明胃经足三里、解溪,使气血生化有源。以上所选诸穴多而不乱,紧扣病机,既有脏腑辨证理论依据,又有经络辨证、阴阳互补之理,再结合"多经多穴治痿证法"的辨证、辨病与辨经相结合的治疗观点,并根据受病肌肉群广泛而不规则的特点,选用经络所通,主治所及诸腧穴,使疑难顽症,经治而愈。

5. 腰痛

案 1: 李某,女,54 岁,于 2012 年 7 月 13 日初诊。

主诉: 腰部沉痛、酸楚加重 15 天。

现病史: 患者 2 年前因居住地下室后腰部沉痛不适,近 15 天来复劳累致使腰痛加重,伴有下坠、酸凉感,并且出现白带多如清水样。经某医院腰部 MRI 检查,未见明显异常,遂来求治于中医。

现症见面容浮肿,畏寒肢冷,纳呆神疲,自述疲乏感较著,少食即感脘腹胀满,大小便不利,舌淡胖,质润苔白,脉沉缓。

诊断: 腰痛。

辨证: 脾肾阳虚,寒湿停聚。

治则: 温阳补肾,健脾祛湿。

处方: ①针灸:脾俞、肾俞、三焦俞、关元俞。②中药:肾着汤(甘草 15g,干姜 10g,茯苓 30g,白术 24g),7 剂,水煎服。

操作: 补法,诸穴均加灸,每日 1 次,留针 30 分钟,7 次为 1 个疗程。

二诊(2012年7月19日):针刺7次,药服6剂,腰部酸痛及下坠明显缓解,尿量增多,带下也有减少,纳食渐馨,疲劳感有好转,舌润好、质淡,效不更方。

三诊(2012年7月26日):诸症痊,舌淡红,苔薄白,脉略沉但和缓有力,停针药,嘱忌劳累、寒凉,服金匮肾气丸2盒以善后,随访6个月未见复发。

案2:董某,男,50岁,于2012年11月12日初诊。

主诉:腰痛5年余,加重3天。

现病史:患者时常有腰部疼痛5年以上,时轻时重,绵绵不休。3天前因淋雨受凉,腰痛骤然加重,自行贴某膏药、卧床休息未见缓解而来就诊。

现症见行动缓慢,转侧、俯仰均受限,咳嗽、大便用力时疼痛加重,舌暗红,苔白略腻,脉浮紧按之无力。

诊断:腰痛。

辨证:肾虚督弱,外感寒湿。

治则:补肾壮督,散寒除湿。

处方:脾俞、肾俞、腰夹脊、合谷、委中。

操作:合谷、委中用泻法,余用补法、加灸,每日1次。

二诊(2012年11月13日):昨日针后遵医嘱饮热粥,盖厚被助汗,一觉醒来汗出遍身,今日其痛若失,唯感疲乏,腰部酸楚。去合谷,余同前。

三诊(2012年11月18日):诸症尚可,弯腰时有酸楚感,舌暗红,苔正,脉浮紧好转,现沉弱,嘱服六味地黄丸旬日以善后。

随访3个月未见复发。

案3:赵某,男,38岁,于2012年12月13日初诊。

主诉：腰剧痛1天。

现病史：患者昨日打篮球时不慎扭伤腰部，未做任何治疗，当晚疼痛加剧，以致翻身困难，夜不能寐，今早急来就诊。

现症见痛苦面容，被动体位，经人搀扶来诊，伸腰、转侧十分困难，检查时靠人扶助才能勉强俯卧，舌暗苔薄白，脉弦紧。查：左侧腰部太阳经处可触及梭状结节，压痛明显。

诊断：腰痛。

辨证：气滞血瘀。

治则：活血化瘀，通经活络。

处方：睛明、阿是穴、阳陵泉。

操作：泻法，局部加灸，每日1次。

针毕患者已能自行下床，转侧稍利。

二诊（2012年12月14日）：昨日针后疼痛明显缓解，伸腰、转侧基本自如，活动角度较大时仍有牵扯感，按上方继续治疗2次以巩固。

按语：《素问·脉要精微论》曰："腰者肾之府，转摇不能，肾将惫矣。"以此为据，认为腰痛或因风、寒、湿、热或因跌仆外伤，但多以肾虚在先为本，故治疗在辨证的基础上不忘助肾治本。临床治疗腰痛，除了要分标本、寒热、虚实外，还应根据病变部位以及症状辨其在经、在筋肉、在骨。凡疼痛活动得减者病在经；初活动时疼痛，继则痛减者病在筋肉；疼痛动则加重，静则痛减者病在骨。

案1患者年逾五十，虚损过半，病起寒湿，加之脾肾两虚，无以祛寒化湿，而成《金匮要略》肾着之证。方用脾俞、肾俞、三焦俞、关元俞，皆属于太阳经，均位于腰背部，有经络所通，主治所及之意，诸穴合用温肾补阳、健脾化湿，加灸加强温阳散寒,佐肾着汤即甘姜苓术汤,健脾、祛湿、温阳,针药并用,标本兼治,故收效满意。考虑患者年逾五十,愈后服金匮肾气丸补肾祛湿以巩固。

案2患者,素体肾虚,外感寒湿,内虚外困,以致腰痛不休,方用脾俞、肾俞健脾补肾治本为君,取腰夹脊温肾阳、通督络标本兼治为臣,取委中疏太阳、壮腰肾,外散太阳之寒、内补肾阳之虚为佐,取合谷解表散寒为使,内虚外寒之症竟能迎刃而解。由以上两例病案可见,对于虚实夹杂之证,每每攻补兼施,解表每易伤正,固补每易恋邪,扶正祛邪同步施治方为得法。

案3患者源于外伤,按《灵枢·经筋》"以痛为输"结合治疗扭伤3穴经验,一取阿是穴,可疏散气血在病变局部之结聚,此为近治;二取病变部位所过经络起始穴,有振奋刺激本经、舒经活络之效,此为远治;三取筋之会穴阳陵泉,有舒筋和壮筋的作用,此为治病位。该方法治疗此类病痛屡试不爽,故该例患者其痛虽甚,仍可下针立应。

6. 腰椎间盘突出

案1: 赵某,男,42岁,于2013年12月1日初诊。

主诉: 左下肢疼痛3天。

现病史: 患者3天前着凉后出现左下肢放射样疼痛,伴有腰部僵硬不适,咳嗽加重,喜暖畏寒。于某三甲医院行CT示:$L_5 \sim S_1$椎间盘突出,诊为:"腰骶间盘突出""继发坐骨神经痛"。未予治疗,经人介绍前来行针灸施治。

现症见痛苦面容,行走不便,腰俯不能站直,咳嗽则出现左下肢放射样疼痛,左侧直腿抬高试验阳性,腰部肌肉紧张,

$L_{3~5}$棘旁有压痛,舌淡苔白,脉细。

诊断:腰椎间盘突出。

辨证:寒湿外袭,经络痹阻。

治则:散寒除湿,通经活络。

处方:华佗夹脊$L_{1~5}$、秩边。

操作:泻法加灸,刺秩边使针感如触电样沿经顺畅传达至足尖。

针毕患者疼痛即明显减轻,可直立站立并转侧自如,效不更方,嘱继续治疗。

二诊(2013年12月6日):治疗3次后,疼痛基本消失,继续巩固治疗2次。今日来诊时病痛消失,舌淡红,脉和缓,遂停止治疗随访观察。

随访6个月未复发。

案2:李某,男,26岁,于2014年4月12日初诊。

主诉:腰痛及左下肢外侧疼痛7天。

现病史:患者平素情绪不稳,易急爱怒,7天前因活动不慎,突然出现腰痛伴左腿外侧疼痛,咳嗽时加重。某医院考虑诊断为"腰椎间盘突出""继发坐骨神经痛"。给予按摩、口服"消炎痛"等对症处理。治疗7天效果不佳,遂前来行针灸施治。

现症见痛苦面容,口干、口苦,两胁时常胀痛不舒,腰痛能俯不能仰,小腿外侧憋胀疼痛不适,让患者咳嗽则出现腰痛加重,并于左下肢外侧出现放射样疼痛,腰部肌肉紧张,环跳处有压痛,舌红苔白,脉弦。

诊断:腰椎间盘突出。

辨证:肝郁气滞,经络痹阻。

治则:疏肝解郁,通经活络。

处方：环跳、阳陵泉、期门、大敦、三阴交。

操作：平补平泻，刺环跳使针感如触电样沿经顺畅传达至足尖。

针毕患者疼痛得减，腰部即可后仰。

二诊（2014年4月15日）：经治疗3次，疼痛明显缓解，效不更方继续治疗观察。

三诊（2014年4月19日）：今日复诊，共治疗7次，现患者疼痛消失，健步如飞，舌淡红，脉略弦。遂停止治疗，嘱其注意情绪平稳，戒恼怒。

随访6个月未复发。

按语：案1患者感受寒邪，太阳主一身之表，足太阳膀胱经其支沿脊柱两旁下行，穿过臀部，从大腿外侧后缘下行。寒邪外袭，客于经脉，痹阻不通，故沿足太阳膀胱经出现疼痛病症，寒邪趋下，故以腰腿处症状明显。方用华佗夹脊、秩边穴，取经脉所过，主治所及，治以泻法通经散寒，加灸温通血脉，散寒止痛。该病的治疗要点在于：刺秩边使针感如触电样沿经顺畅传达至足尖，如刺之针感未能传达到足尖，或勉强通之而针感不顺畅，起针后患者往往感到下肢憋胀不适，如此效果必然不佳，甚至加重，临床应当引起重视。该例病症尚浅，治疗得法，故见效甚捷。

案2患者平素情绪暴躁，肝气郁结不舒，人身十二经脉，起于手太阴肺经，止于足厥阴肝经，诸经联络上下、沟通内外，全靠一气周流不休，循环无端。气为血之帅，气行则血行；肝喜调达、主疏泄、恶抑郁，肝气一郁则疏泄失职，肝不为肾疏泄则腰痛不能仰，加上患者口干苦、胁肋胀满、腰部疼痛并沿胆经走向放射，肝胆互为表里，此脏病及腑，故治疗取胆经环跳、阳陵泉。唐容川云："病在脏者，当随其所合之腑而攻治耳。"故取环跳通经络、利腰腿，正如《针灸甲乙经》言"腰胁相引痛急，髀筋瘘，胫痛不可屈伸，痹不仁，环跳主之"；取筋之会穴阳陵泉，为筋气聚会之处，善治筋病；取肝经期门疏肝解郁，善治胸胁胀满；取大敦为肝经井穴并根穴，可调和肝血，促使肝经脉气升发，配合脾经三阴交有养血活血，柔肝养筋之效。治疗该病取大敦、三阴交意义在于一者治气不忘血，气血同源，二者见肝为病，知肝传脾，当先实脾；此为辨证论治的点睛之笔，有此则既效且固、治未防变。

| 7. 梨状肌综合征

武某，女，31岁，于2010年6月21日初诊。

主诉： 左臀部疼痛10天。

现病史： 患者10天前骑电动自行车不慎摔倒，跌倒时左臀部着地，当即导致左腿不能站立，活动受限，疼痛难忍。"120"急诊送到某三甲医院骨科，经多项检查排除骨折，按软组织挫伤对症治疗10天无效。现症见痛苦面容，患者10天来不能平躺，不能翻身，夜间疼痛加重，大小便、咳嗽、打喷嚏时均会加重疼痛，左臀部疼痛明显，不能按压，且向下肢的后外侧放射，直腿抬高试验在60°以前阳性，梨状肌紧张试验阳性。舌暗红，苔薄白，舌下静脉怒张，脉弦紧。

诊断： 梨状肌综合征。

辨证： 血阻筋脉，经络不通。

治则： 活血化瘀，通经止痛。

处方： 阿是穴、环跳、秩边、阳陵泉、足三里、阴陵泉、委中、昆仑、三阴交。

操作： 环跳、秩边用泻法，要求针感沿经络顺畅传至足尖，余穴平补平泻法。每日 1 次，每次留针 30 分钟，10 次为 1 个疗程，疗程间隔 3 天。

二诊（2010 年 7 月 3 日）：患者治疗 3 次症状即开始明显好转，第 5 次时可自行步行来诊。今日复诊自述已能翻身自如，用力咳嗽时尚能感觉左臀部酸痛。守方继续治疗以巩固。

三诊（2010 年 7 月 14 日）：近 5 日诸症消失，查左臀部无疼痛，用力咳嗽无向下肢的后外侧放射疼痛，直腿抬高试验在 60° 以前阴性，梨状肌紧张试验阴性，舌淡红，苔薄白，脉略弦，停止治疗定期随访。

随访 1 年未复发。

按语： 隋代《诸病源候论》指出外伤可以伤筋，最严重的是筋绝，即筋断，导致"不得屈伸"的后果。患者病情源于外伤，证属血阻筋脉，经络不通，病为"伤筋"，治疗当活血化瘀、通经止痛。西医属梨状肌综合征，常以对症止痛、消炎治疗，该病以直腿抬高试验在 60° 以前阳性和梨状肌紧张试验阳性为确诊重要指征。治疗该证要求以通为主，常谓：气血一通，疼痛自止。方用环跳、秩边要求针感必须沿经络顺畅传达，临证体会多数患者治疗 1 次即可获效；筋会阳陵泉，筋伤，阳陵泉为必选之穴，可舒筋活络，通经止痛；足三里鼓动血气，导气下行；阴陵泉、三阴交活血化瘀，消肿止痛；委中、昆仑激发阳气，振奋经气。外伤必选阿是穴，阿是穴为气血凝聚不通之处，故治疗亦应首选。《灵枢·经筋》："治在燔针劫刺，以知为数，以痛为输"，主要是针对经筋病的选穴及刺灸方法而言。该病为筋伤，病变部位是经筋，主要临床表现是疼痛。而阿是穴是以"快""痛"等多种综合感觉来确定穴位的。《黄帝内经》中多次提到穴位处的不同感觉，如《灵枢·五邪》说："邪在肺……取之膺中外腧，背三节五藏之傍，以手疾按之，快然乃刺之。"《素问·刺腰痛》说："循之累累然，乃刺之"。《素问·骨空论》说："切之坚痛如筋者灸之。"这些都是阿是现象，归属于阿是穴的范畴。

8. 臀肌筋膜炎

智某，女，32岁，于2016年3月22日初诊。

主诉：右臀部肌肉硬结、疼痛30余天。

现病史：患者从事伏案工作，30余天前无明显诱因突然感到右臀部肌肉酸痛，以为是工作时间较长、久坐所致，未加注意。数日后登山活动1次，回来后臀部疼痛逐渐加重，并有一肿块高出皮肤，红肿硬痛，且疼痛日渐加重，渐至翻身困难，走路疼痛难忍。20余天前到北京某医院就诊检查，确诊为：臀肌筋膜炎。给予活血化瘀、消炎等药物内服、外敷治疗（所用药物不详），治疗10余天无效。21日回邯郸探亲，于次日前来求治于针灸。

现症见痛苦面容，行走困难，右侧臀部红肿疼痛，高出皮肤，扪之疼痛加重，可触及一较大硬块，边界清楚。舌红苔薄黄，脉弦数。

诊断：臀肌筋膜炎。

辨证：筋脉瘀阻。

治则：舒筋通络，活血散结。

处方：①环跳、秩边、阿是穴、阳陵泉、飞扬；②阴陵泉、三阴交、太冲。

操作: 平补平泻法,刺环跳、秩边要求针感顺经传至足尖。两组交替治疗,每日 1 次,10 次为 1 个疗程。

二诊(2016 年 4 月 1 日):针刺 3 次后疼痛开始减轻,5 次后翻身、行走时疼痛明显减轻,现硬结变软,红肿消失,扪之稍有疼痛。舌略红,苔白厚,脉弦缓。

三诊(2016 年 4 月 11 日):治疗 15 次后疼痛完全消失,巩固 5 次,适当剧烈运动后无明显不适,脉舌正,停针观察。

随访 6 个月未见复发。

按语: 该患筋肌同病,证属痹阻无疑,肌痹、筋痹均为中医学五体痹之一,临证多由风寒湿、热毒等邪浸淫肌肉,闭阻脉络,气滞血瘀,出现肌肉疼痛,筋脉拘急,难以屈伸,严重或病之日久者可有麻木不仁,肌肉萎缩,疲软无力等证。

从病因而论,《素问·四时刺逆从论》指出:"少阳有余,病筋痹,胁满。"《素问·长刺节论》:"病在筋,筋挛节痛,不可以行,名曰筋痹。"《张氏医通》:"肌痹者,即著痹、湿痹也。留而不移,汗出,四肢痿弱,皮肤麻木不仁,精神昏塞。"由上论得出,肝主筋,少阳有余则筋痹,肝胆一家;脾主肌肉,主运化,喜燥恶湿,肌痹即湿痹,故该病病位主要在肝胆和脾。视患者所患部位乃足少阳胆经和足太阳膀胱经所属,根据"经脉所通,主治所及",选胆经通经活络、祛风湿、利腰腿的环跳和筋会阳陵泉,选肝经所注之输穴太冲,合三阴交养血柔筋,通络止痛,选一身阳气最盛之太阳经秩边、飞扬,振奋经气,通经活络,使气行畅则痹阻通。脾经阴陵泉、三阴交健脾固本,扶正祛湿,养血活血,使气行有所使、筋肌有所养。诸穴合用共奏舒筋通络,养血活血,健脾散结等作用。手法上特别要求刺环跳、秩边时要使针感顺经传至足尖，振奋经气，通经活络，这对该病的治疗起到了决定性作用，故极为棘手之证针刺3次即获大效，10余次即康复如初。

9. 膝骨关节炎

案1：梁某，女，60岁，于2013年5月12日初诊。

主诉：双膝疼痛1年。

现病史：患者1年来无明显原因出现双膝疼痛，上下楼加重，蹲起困难，经某三甲医院CT结合临床诊为：膝关节骨质增生，滑膜炎。注射玻璃酸钠3次，效果不理想，前来求治针灸。

现症见体态偏胖，行走缓慢，双膝肿胀，浮髌试验(+)，伴有腰酸，下肢无力，舌淡润，苔白，脉沉缓。

诊断：膝骨关节炎。

辨证：肝肾两虚，经脉不通。

治则：补肝益肾，通经止痛。

处方：①针灸：膝关节肿痛方加减（鹤顶、血海、膝眼、足三里、阳陵泉、太溪）。②中药：阳和汤加味（熟地24g，鹿角胶10g，麻黄3g，白芥子10g，炮姜5g，骨碎补15g）。水煎服，每日1剂。

操作：内外膝眼均向膝关节中心斜刺，得气为度；梁丘、鹤顶、血海、足三里、阳陵泉、阴陵泉用补法，加灸，每日1次。

二诊（2013年5月19日）：经治疗7天，双膝疼痛大减，浮髌现象不明显，腰酸及下肢无力有好转，效不更方。

三诊（2013年5月29日）：已治疗旬日，患者双膝正常行走时疼痛消失,唯下楼及蹲起时尚有酸软无力,针灸方去膝眼,加悬钟,余同前。

四诊(2013年6月9日):诸症可,面色红润,舌正,脉和缓有力,嘱停止治疗,注意控制体重并适当运动。

至隆冬随访6个月未见复发。

案2:康某,男,41岁,于2013年12月3日初诊。

主诉:双膝疼痛半年。

现病史:患者做生产豆芽工作1年,时常奔波在各水池中,住宿也较潮湿,半年前出现全身酸楚不适,常按感冒对症自行治疗,逐渐出现双膝酸痛沉着,伴有双膝及下肢肿胀、畏寒,入冬以来症状逐渐加重,以致夜晚双腿痛楚难眠,在当地服止痛药效果不佳,前来求治。

患者述下肢沉重明显,走路拖拉不动,查:双膝肿胀,浮髌试验(+),下肢水肿,按之凹陷不起,伴有畏寒,乏力,便溏,舌胖润,苔白腻,脉濡。

诊断:膝骨关节炎。

辨证:寒湿困阻,脾肾阳虚。

治则:散寒除湿,补肾健脾。

处方:①针灸:环跳,鹤顶、膝眼、足三里、阳陵泉、水分。②中药:真武汤加牛膝[茯苓30g,白芍10g,白术18g,生姜15g,制附子(先煎)10g,牛膝5g]。水煎服,每日1剂。

操作:内外膝眼均向膝关节中心斜刺,得气为度;余穴平补平泻,加灸,每日1次。

二诊(2013年12月11日):针药治疗7日,全身酸楚明显好转,下肢及双膝沉重、肿胀感减轻,疼痛尚有,蹲起困难,浮髌现象得减,下肢水肿消失,舌胖,苔薄腻,脉沉。针灸方去水分加关元,余方同前。

三诊(2013 年 12 月 21 日):针药同治已近 20 日,患者诸症基本消失,浮髌试验(-),便溏、乏力偶有,膝关节蹲起灵活,唯有喜暖畏寒之感,嘱避寒就温,服金匮肾气丸 3 盒以善后。

按语:膝关节炎是临床常见病,属中医"痹证"范畴,有行痹、痛痹、着痹、热痹之分,均较常见,但总以青年患者多为实证,老年患者多为虚证或虚实夹杂。

案 1 患者花甲之年,肝主筋,肾主骨,肝肾亏虚,致使筋脉关节失却濡养,而膝关节疼痛无力,方用膝关节肿痛方为主,该协定方以鹤顶、血海、膝眼、足三里、阳陵泉为主,可疏通经络气血,使局部营卫气血调和而诸邪无所依,灸者可加强温通功效,加太溪者足少阴经原穴,善补肾之阴阳。中药方用阳和汤加骨碎补,补阳、填精、益髓,针药共奏补肝益髓,通经活络止痛之功。三诊患者疼痛消失,唯下楼及蹲起时双膝酸软无力,此时病情以虚为主,治疗当去膝眼穴之疏通,加髓之会穴悬钟以补,诸方药手法配伍得当,加减合理,故虚实夹杂之症治疗不足 1 个月而获佳效。

案 2 患者因寒湿困阻在先,脾肾阳气因此受困而运化水湿能力下降,致使着痹形成,《黄帝内经》:"伤于湿者,下先受之",故而患者下肢沉重明显,双膝肿胀伴下肢水肿,按之凹陷不起,以及有畏寒,乏力,便溏,舌胖润,苔白腻,脉濡等湿邪困阻诸症。方用环跳通经络祛水湿,鹤顶、膝眼、阳陵泉疏通局部经络气血,足三里、水分健脾利水除湿,二诊去水分加关元,因水湿已去大半,过利恐有伤正之弊,加关元培元固本,扶正祛邪。有言:"血不利则为水,血利则水消,故善治湿者必先活血"。加灸温通气血,增强祛湿之效。阳虚湿停,治当温通,选中药真武汤温阳利水,加牛膝引经为使,观全方集通经、活血、温阳、健脾、利湿于一体,攻补结合,标本兼治。

10. 腓神经损伤

案1:孟某,男,18岁,于1998年8月16日初诊。

主诉:左小腿外伤后疼痛、肿胀、无力3个月。

现病史:患者3个月前在学校参加足球比赛时碰撞摔伤,出现左小腿及脚踝疼痛肿胀,不能活动,肿胀、疼痛以膝关节周围为甚,夜间疼痛加重,以致不能入睡。于我市某三甲医院骨科入院治疗,经系列检查排除骨折,确诊为:左膝关节软组织重度损伤。经中西药内服、外敷、理疗等对症治疗13天无效。转省级某三甲医院骨科,经肌电图检查,补充诊断为:①左膝关节软组织重度损伤;②左腓总神经损伤。给予营养神经等对症治疗15天,无明显效果。转诊至北京某三甲医院骨科,建议做膝关节解剖探查,患者家长担心进一步损伤,拒绝手术出院。后又经小针刀等多种方法治疗均无明显效果。经人介绍前来我处针灸一试。

现症见痛苦面容,左膝关节疼痛、肿胀,左腿站立不能,左足下垂,踝关节不能背伸及外翻,足趾不能背伸,小腿外侧及足背麻木,小腿外侧肌肉可见萎缩,舌暗红,苔薄黄,脉弦数。

诊断:左腓总神经损伤。

辨证:瘀血凝滞,筋脉失养。

治则:活血化瘀,养筋复脉。

处方:①环跳、阳陵泉、悬钟、丘墟;②太冲、内庭、太溪、三阴交、阴陵泉、足三里、梁丘、血海;③委中、合阳、承山、昆仑。

操作：环跳穴要求针感顺经传导到足尖，余穴平补平泻法。3组腧穴每日1组，交替治疗，10天1个疗程，每疗程间休息3天。

二诊（1998年9月1日）：患者治疗10次后，左膝关节肿胀、疼痛感开始明显减轻，足背伸及外翻时较前有力，仍有麻木感，余同前，守方同上。

三诊（1998年9月14日）：今日复诊，患者左膝关节肿胀、疼痛基本消失，左足下垂好转，踝关节背伸及外翻尚可，但不灵活，足趾背伸无力，小腿外侧及足背知觉有恢复，仍有麻感，肌肉萎缩开始恢复，舌淡红，脉弦缓。瘀血得减，经脉已通，原方选第1组加足三里、脾俞、肾俞、秩边。

四诊（1998年9月30日）：患者除感觉左下肢略有无力外，余无所苦，检查可见左足背伸、外翻自如，原肌肉萎缩处已饱满丰润，无麻木等不适，舌淡红苔薄白，脉弦略滑。嘱停止治疗，自主锻炼。

1年后随访一切正常。

案2：郭某，女，23岁，1996年10月16日初诊。

主诉：外伤后双下肢瘫痪82天。

现病史：患者因雨天路滑，乘坐农用车不慎翻到深沟，当即腰部疼痛难忍，至当地人民医院行X线检查显示：腰椎及双下肢骨折。经住院手术等治疗2个月余，X线检查提示骨折恢复良好，但双下肢瘫痪无力，伴小腿外侧及足背麻木。转诊至上级三甲医院，经肌电图确诊为：双下肢腓总神经重度损伤，给予营养神经等治疗20天无效，建议采用针灸治疗。

患者由家属背负来诊，痛苦面容，视双下肢肌肉萎缩，肌力为"0"级，双足下垂，踝关节不能背伸及外翻，小腿麻木以外侧及足背为甚，舌淡苔薄白，脉沉细无力。

诊断：腓总神经重度损伤。

辨证：气血两虚。

治则：益气养血，舒筋活络。

处方：①环跳、阳陵泉、足三里、悬钟、丘墟、解溪、太溪、太冲；②肾俞、命门、秩边、承扶、委中、昆仑、阿是穴。

操作：环跳、秩边要求针感沿经络顺畅传达至足尖，余穴平补平泻法。2组交替应用，每日1次，10次为1个疗程，每疗程间休息3天。

二诊（1996年10月29日）：患者自昨日起双下肢已稍能活动，故信心大增，纳食亦馨，继续治疗同上。

三诊（1996年11月11日）：下肢麻木感减轻，足下垂好转，背伸功能恢复，嘱其加强自主锻炼，舌淡红薄白，脉沉弱，继续治疗观察。

四诊（1996年11月24日）：患者治疗月余，下肢已能站立，但走路须有人搀扶或拄双拐，去丘墟、解溪、太冲，加脾俞、气海、关元。

五诊（1997年1月15日）：患者治疗已满3个月，今日复诊已能弃杖缓行，走路时腿需要抬高，肌力Ⅲ级，视萎缩肌肉处已饱满、无松软，继续治疗。

六诊（1997年1月30日）：近几日患者恢复较快，查肌力Ⅳ级，基本可以自主活动，左足背伸、外翻自如，原肌肉萎缩处已饱满丰润，下肢无麻木等不适，舌淡红、苔薄白，脉沉缓有力。春节在即，患者急于回家，嘱其功能锻炼，避免感冒，停止治疗，节后复诊。

2个月后复诊已恢复正常,随访至今无任何后遗症。

按语:"多经多穴治痿证法"是20世纪70年代笔者在治疗脊髓灰质炎后遗症时受《素问·痿论》心、肝、肺、脾、肾五脏之疾均可致痿的理论启发下,总结出来的治痿大法。现已广泛应用于臂丛神经损伤、腓神经损伤、颈椎病、腰椎病、吉兰-巴雷综合征等神经相关性疾病,我们认为十四经均可受病,肌肉、筋脉、骨骼之疾均可致痿,确立了治痿应辨证、辨病与辨经络相结合的治疗观点,并根据受病肌肉群广泛而不规则的特点,采用阴经与阳经相配的选经配穴治疗方法,临床对于治疗各种"痿证"均可适用。从上述病案可以看出,所选腧穴涉及三阴三阳,可谓阴阳相配,多经互补,但多而不乱,临证所选经穴应视痿证患者麻痹肌肉群沿经络分布的具体路线而定。既要遵循《黄帝内经》之"各补其荥而通其俞"的经旨,在符合辨证的各个脏腑经脉中分经取穴,又要时刻注意阴经与阳经相配伍的针刺原则,重点选用具有阴阳表里关系的经脉进行配穴,力求"从阴引阳、从阳引阴"。另外,治疗痿证,手法至关重要,多数痿证患者病程漫长,局部肌肉筋脉缺乏气血的荣养,脉络已虚,大多存在正气不足的征象。故刺激手法要浅刺而轻,就其作用而言,是一种偏补的方法,特别是针刺环跳、秩边时既要要求针感沿经络传至足底,又不可刺激量过大而损伤经气。

案1患者外伤为主,治疗应以通为主,通即是补,数经多穴,气血畅达,不治痿而痿自愈。案2患者虽也为外伤所致,骨折恢复后双下肢瘫痪,肌力为"0"级,在治疗选择"多经多穴治痿证法"方案上,分析当有"惊恐伤肾",肾暴伤而下肢痿的因素,在益气养血、通经活络治疗的基础上,着重补肾养元。疑难顽疾竟3个月而愈。

11. 不安腿综合征

张某,女,78 岁,于 2012 年 6 月 15 日初诊。

主诉: 双下肢腓肠肌处出现不适、疼痛伴虫蠕动感 3 个月。

现病史: 患者 3 个月前出现双下肢腓肠肌处疼痛伴虫蠕动感,右下肢症状明显,夜间加重,活动后可得暂时安宁。因此,患者常彻夜走动以求暂缓,家属及患者均疲惫不堪。当地某医院按"糖尿病周围神经病变"对症治疗 2 个多月无效,后多家三甲医院经头颅 MRI、脑电图、肌电图、腰椎 MRI、下肢血管彩超等排除其他疾病,诊为"不安腿综合征",给予"多巴胺""卡马西平"等药物对症治疗,无明显效果。遂来就诊。

现症见患者疲惫面容,少气懒言,语言思维清楚,述下肢严重不适,似麻似痛,如有虫在里行走,痛苦异常,言语之间已泪流满面。活动后可暂得缓解,夜间加重,血糖素来控制平稳(胰岛素治疗),糖化血红蛋白 5.6%。舌淡少苔,脉细缓。

既往史: 糖尿病史 20 年。

诊断: 不安腿综合征。

辨证: 肝肾亏虚,经络痹阻。

治则: 滋肝补肾,通经活络。

处方: ①肝俞、肾俞、承山、飞扬、昆仑;②环跳。

操作: 先刺第一组,用补法,留针 30 分钟后起针,再刺第二组环跳,刺环跳时手法要轻,针前循按,得气后候气,气微至病所即停。每日 1 次,10 次为 1 个疗程。

二诊(2012 年 6 月 16 日): 患者针刺当晚即可安睡 4 小时,信心大增,效不更方。

三诊(2012年6月21日):治疗5次后麻痛大减,偶有虫行感,已基本不影响休息,脉象和缓,舌淡好转,因年事已高,改为隔日1次。

四诊(2012年7月1日):共治疗10次历时15天,患者除稍有下肢乏力外,其他症状消失,脉和缓,舌略淡、苔薄白,嘱停针观察,服金匮肾气丸(水丸)善后,2周后未见复发,因患者思乡心切,返回故里。

半年后随访未见复发。

按语:不安腿综合征属中医"痹证"范畴,可由气血不足、肝肾亏虚或寒湿侵袭等因素而致。此例患者能够较快取得满意疗效,针刺手法是取效的关键,患者年事已高,元气不充,肝肾亏损,筋脉失养,因虚致瘀,故先刺第1组以补益为主的腧穴留针补气,再刺以通为主的环跳穴使气至病所。此案针"环跳穴",有别于常规,鉴于患者衰弱之体,加之3个月来休息不好,气血益虚,刺时先轻轻揉按腧穴及循经路线,然后轻刺进针稍稍捻转,感到针下稍有得气感时,即停捻转,停针候气,约10分钟待针下气感饱满时,行使手法,使针感顺畅地沿经络传至病所,旋即出针。如此可避免因气血不足出现通而不畅,或者因手法过重强弩通之,虽然也能气至病所,但往往出现患者针后下肢不适、疗效不佳,甚至病情加重的弊端。此重补轻通法,为常中之变。

12. 股外侧皮神经炎

王某,女,53岁,于2009年6月3日初诊。

主诉:右腿外侧麻木不适半年余。

现病史：患者半年前被雨雪淋湿后出现右大腿外下侧 2/3 处感觉异常，先是皮下如虫行感，继则慢慢表现为麻木、感觉迟钝。经某三甲医院诊为："股外侧皮神经炎"，给予甲钴胺、维生素 B 族等营养神经药物治疗 3 个月无效，并且症状逐渐加重而前来求治针灸。

现症见患者精神可，患病处皮肤色素沉着，伴有粗糙、萎缩、干燥、毳毛减少、浅感觉明显减退。患处喜暖畏寒，劳累时麻木加重。舌淡，苔白，脉沉。

既往史：既往健康，无糖尿病、外伤及神经、免疫系统疾病。

诊断：股外侧皮神经炎。

辨证：寒湿阻络，气血失荣。

治则：散寒除湿，养血通络。

处方：阿是穴、环跳。

操作：阿是穴用刺皮法排刺，每针间隔 1 寸，针上加灸。刺环跳使针感如触电样沿经顺畅传达至足尖。每日 1 次，10 日为 1 个疗程，疗程间休息 3 日。

二诊（2013 年 6 月 16 日）：经治疗 10 次，患者自觉患处知觉有所恢复，麻木好转。舌质仍淡，改刺环跳隔日 1 次，另加阿胶当归口服液 15ml，每日 3 次口服。

三诊（2009 年 6 月 30 日）：患处皮肤萎缩好转，知觉基本恢复，久立或劳累时尚有麻木感，疗法同上。

四诊（2009 年 7 月 10 日）：治疗 30 日，除患处尚有部分色素沉着外，麻木、萎缩均已恢复，舌淡红，脉和缓。嘱停针，继服阿胶当归口服液 1 个月巩固。

半年后随访诸症好，未反复。

按语："股外侧皮神经炎"属中医之皮痹范畴，究其原因多由正气亏虚在先，卫气不能外固，风寒湿邪乘虚郁留在后。《张氏医通》："皮痹者，即寒痹也。邪在皮毛，瘾疹风疮，搔之不痛，初起皮中如虫行状。"治疗大法不外温经散寒，祛风除湿，活血养血诸法。该例患者已过七七之年，正气不足，加之病起冒雪赶路，风寒湿邪乘虚而入，稽留皮表，瘀阻血脉而麻木不仁。治疗取阿是穴加灸温通散寒，直捣病灶，取环跳振奋经气，通经除湿，邪去正复，气血自荣。二诊加阿胶当归口服液加强补气养血、健脾除湿的功效，使气血充沛，荣养有源，麻木、萎缩自然而愈。

股外侧皮神经炎除常见于风寒外感致病外，尚可见于外伤、感染后遗症、糖尿病神经损伤等因素，临床可根据病因辨证论治。

五、皮外科病证

1. 皮下脂肪萎缩

贾某，男，4岁，于2017年5月16日初诊。

主诉：右面颊萎缩2个月。

现病史：患儿家属于2个月前无意中发现其右面颊部凹陷，无红肿、疼痛，经某三甲儿童医院诊断为：皮下脂肪萎缩。无特效药物治疗，嘱密切观察，建议中医治疗而来诊。

现症见患儿精神可，发育正常，可见右面颊部凹陷，面积约6cm×3cm，萎缩处皮肤颜色发暗呈褐色，扪之皮肤弹性可，皮下脂肪萎缩。舌红，苔白而干燥，脉细数，余无异常。

既往史：既往无遗传病等疾病史。

诊断：局部性皮下脂肪萎缩。

辨证：血虚失荣。

治则：滋阴养血。

处方：①针灸：阿是穴、合谷、足三里、脾俞。②中药：玉竹10g，当归10g，黄芪15g，升麻3g，沙参10g，石斛10g，山药24g，麦冬6g，红花3g，白术10g，甘草6g。水煎服，每日1剂。

操作：阿是穴用围刺法，加灸，余用补法。每日1次，10次为1个疗程，疗程间休息3日。

二诊（2017年6月22日）：患儿以上述方案为主治疗1个月，萎缩边缘可见有所恢复，皮肤颜色逐渐红润，舌红苔薄白，津液可，脉数好转。继续以上方为主，随症加减施治。

三诊（2017年11月26日）：患儿治疗6个月，可见萎缩处明显恢复，扪及皮下已有脂肪新生，考虑患儿长期喝药、针灸难以坚持，病已属好转，停止治疗进一步观察。

6个月后随访病情稳定，嘱继续观察。

按语：皮下脂肪萎缩又称脂肪营养不良、脂肪营养障碍，本病发病机制尚不清楚。属中医学"痿证"范畴，临床较为少见，该例患儿年尚4岁，属稚阴稚阳之体，小儿阳常有余，阴常不足，阴血主濡养五脏六腑、四肢百骸的作用，阴血不充则肌腠失养。患儿舌红苔燥，脉数而细，显为阴血不足之象，故治疗选局部阿是穴加灸，温通濡养局部肌肤，领气引血以达病所；面口合谷收，选合谷调气布津，直指病灶；足三里为多气多血之足阳明胃经合穴，脾胃为后天之本，配合脾俞使气血生化有源。所服中药益气养阴，补血活血，养荣生肌，针药结合，标本兼治，故较为难治之症，取效亦可。

2. 斑秃

案1：张某，女，23岁，于2015年9月1日初诊。

主诉：脱发2个月。

现病史：患者2个月前右侧头部突然发现一小块脱发，随后逐渐扩大，曾以生姜涂擦局部未见效。某三甲医院诊断为"斑秃"，外用药水、药膏及口服药（药名不详），未见明显好转，平时夜寐不安，多梦，月经后期，量少，饮食佳，二便如常，苔薄，中有裂纹，脉细弱。

现症见：右侧头部可见一处约4.5cm×4cm脱发区，边界清楚。脊柱两侧检查：第5胸椎两侧有压痛，腰骶部有条索及泡状软性物。

诊断：斑秃。

辨证：营阴亏损，血不荣发。

治则：养血荣发，益志宁神。

处方：治用梅花针叩刺脱发区、第5胸椎两侧压痛区，以及腰骶部条索、泡状软性物处，太渊、神门。

操作：手持梅花针，使用腕力敲打治疗区，予以轻叩，太渊、神门施以补法，隔日1次。

二诊（2015年9月10日）：经治5次后，脱发区开始长出不少质软新发。

三诊（2015年9月20日）：10次后脱发区全部长出黑色绒毛发，随后巩固调治。

共治15次，脱发生长恢复，夜寐安，精神愉快。随访观察1年6个月疗效巩固。

案2：张某，男，32岁，于2015年6月1日初诊。

主诉：块状脱发1年余。

现病史：患者于3年前因工作紧张患失眠，未予重视，1年前头顶头发脱落一小块，随后脱发区逐渐扩大、增多，满布整个头部，又4个月后胡须、眉毛几乎脱光。曾采用中西药多法治疗均未收效。

现症见脸色泛白欠华，整个头部满布圆形或不规则形斑秃，脱发区仅可见稀疏余发，胡须和眉毛稀落，仅剩少许。脊柱两侧检查：第8~11胸椎两侧有条索状物，有压痛，腰部有泡状软性物。苔薄，脉细弱。

诊断：斑秃。

辨证：肝肾不足，气血两虚。

治则：滋补肝肾，养血荣发。

处方：梅花针叩刺肝俞、脾俞、肾俞、膈俞，脱发区，胸椎8~11两侧条索状物处及腰部泡状软性物处，神门、三阴交。

操作：手持梅花针，使用腕力敲打治疗区，予以轻叩。神门、三阴交常规针刺，隔日1次。

二诊（2015年6月20日）：治疗10次后脱发区开始长出新发。

三诊（2015年7月10日）：20次后头皮普遍长出黑色绒毛。效不更方，继续治疗。因患者怕痛，改为3日1次。

四诊（2015年8月28日）：30次后仅剩几处脱发区未长全，胡须、眉毛相继长出。

五诊（2015年10月16日）：治疗45次后，脱发全部长出，色黑如常，神经衰弱症状消失，体重由治前58kg增加到65.5kg。

随访1年疗效巩固，外观头发如常人。

按语： 斑秃属中医学"头风"范畴，其发生常与肝肾不足、脾胃虚弱、情志不遂、思虑太过等因素有关，而大部分患者在脊柱两侧有条索状、结节状、泡状软性物等阳性反应物，或具有酸、痛、麻木感觉的阳性反应区，根据阳性反应物或阳性反应区出现的不同部位，可了解相应脏腑的病变，因此而决定选取的部位。而梅花针疗法可以激发经络功能，调整脏腑气血。

《素问·皮部论》说"凡十二经络脉者，皮之部也。是故百病之始生也，必先于皮毛。"说明人体十二皮部与十二经脉和脏腑有密切关系。经络是人体气血运行的通道，如果经脉闭阻，人体就会发生疾病。脊柱两侧为足太阳膀胱经所过，五脏六腑之背俞穴也都在背部。案1、案2均采用梅花针叩刺脊背相关的皮部，起到宣导阳气、疏通经络和调整脏腑功能的作用。

脱发区的叩刺手法，要求均匀密刺，手法适中，勿忽轻忽重。刺激先从脱发区边缘开始，做圆形呈螺旋状向中心区绕刺。

3. 痤疮

蒋某，男，18岁，学生，于2015年5月19日初诊。

主诉： 痤疮1年。

现病史： 患者于1年前因中考压力过大，前胸及面部出现痤疮，呈绿豆大小，散在不规则分布，间有脓疱，压之疼痛。曾西药治疗未见减轻，故来诊。

现症见口干，下颌部有新起绿豆大痤疮，大便干燥，小便色黄,平素喜食辛辣油腻之物。舌边红,舌中部黄腻,脉弦滑。

诊断:痤疮。

辨证:肝郁脾虚,湿热内蕴。

治则:疏肝健脾,清利湿热。

处方:阿是穴、曲池、外关、合谷、足三里、阴陵泉、三阴交、太冲。

操作:痤疮局部距底部外 2mm 向中心刺,余穴平补平泻,每日 1 次,每次 30 分钟。

二诊(2015 年 5 月 25 日):治疗 6 次,脓疱疼痛减轻,大便仍不爽。考虑其压力过大,情志不畅所因,致肝郁乘脾而发,治疗加中气法,以调理中焦之气。

三诊(2015 年 6 月 3 日):治疗 12 次,脓疱消退,留有暗红色结节,大便恢复正常。

四诊(2015 年 6 月 10 日):又继续治疗 6 次后病痊愈。嘱忌食辛辣油腻之品,保持心情舒畅。

按语:痤疮中医称之为"肺风""粉刺",病位在肌肤腠理,但与肺、胃、肝、脾关系密切。根据患者舌、脉、证,诊为肝郁脾虚,湿热郁积型痤疮,始以局部治疗加清热利湿解郁之法,脓疱疼痛好转,后又考虑其病因肝气不舒而致,肝气乘脾,脾虚不运,湿热阻于中焦,糟粕不能得以运化而郁于面部发为痤疮。故治疗加调理中焦之气的中气法,效果明显而病告愈。

4. 结节性红斑

案 1:王某,女,52 岁,于 2014 年 1 月 17 日初诊。

主诉:双小腿多发红色结节,压之疼痛 10 天。

现病史：患者 10 天前因临近春节比较劳累，双小腿出现红色斑片状、蚕豆大小结节，压之疼痛，局部皮温略高。曾至皮肤科诊为"结节性红斑"，予抗病毒治疗，未见明显好转，求治于我处。

现症见其双小腿起红色斑片状结节，高出皮肤，压之疼痛，局部皮温高，无水疱，无脱屑，无痒，体温正常。自觉行走时双腿沉紧感，按之无浮肿。舌质红，苔白厚，脉弦。

诊断：结节性红斑。

辨证：湿热瘀阻。

治则：祛风清热利湿。

处方：风市、血海、委中、合阳、承山、足三里、阴陵泉、下巨虚、三阴交、悬钟、丘墟。

操作：上穴均采用泻法，每日 1 次，留针 30 分钟。

二诊（2014 年 1 月 19 日）：经过 2 次治疗，患者下肢红斑颜色变暗，亦未再有新发红斑，疼痛亦减轻。

三诊（2014 年 1 月 21 日）：下肢红斑明显减少，疼痛消失，行走时双腿已无沉紧感，舌淡红，苔薄白，脉和缓。

四诊（2014 年 1 月 25 日）：巩固治疗 4 次，诸症痊愈。

案 2：王某，女，26 岁，于 2013 年 7 月 24 日初诊。

主诉：双下肢酸痛，红斑 1 个月余。

现病史：患者无明显诱因出现双下肢酸痛，伴红斑，无痒感，曾在西安某三甲医院呼吸科、感染科治疗，确诊为"结节性红斑"。于 7 月 16 日回邯郸，在某三甲医院皮肤科治疗，效果不明显，求治于我处。

现症见双下肢前外侧、后侧皮肤有散在红斑、结节，患处硬痛。舌红，苔黄，脉弦数。

诊断：结节性红斑。

辨证：湿热蕴结。

治则：清热散结，活血通络。

处方：①秩边、环跳、委中、承山。②阳陵泉、阴陵泉、三阴交、太冲。

操作：两组穴位交替选用，用泻法，每日1次，留针30分钟。委中穴点刺放血，每3日1次。

治疗5次红斑消退大半，治疗10次痊愈。

按语：结节性红斑是发生于小腿的一种急性炎症性结节性皮肤病。属于中医"湿毒流注""瓜藤缠"等病范畴。多发于冬春季节，多与湿热有关。湿热内炽，阻碍血行，血瘀日久发于外则成红斑，且热痛，故治疗应以祛风清热、健脾利湿为法，使湿热祛、气血通则病自愈。针刺治疗多用泻法，治疗简便、见效快。局部取穴可活血化瘀通络，三阴交具有通经止痛、清血生血、凉血固血之功；委中清血，凡热病汗不出小便难、衄血不止、脊强反折、瘈疭癫疾、足热厥逆、不得屈伸，皆可取其经出血；悬钟、丘墟清泄肝胆之邪热；秩边、环跳加强疏通经络，行气活血的功效。诸穴合用，清热解毒，活血通络，则疾病自愈。

5. 荨麻疹

案1：冯某，男，27岁，于2015年4月3日初诊。

主诉：周身起红色扁平疹，痒甚，反复发作1年余。

现病史：患者于成都工作2年，去年感冒后周身起扁平疹，色鲜红，痒甚，抓之加重，红疹连成片，曾口服抗过敏药物，病情好转。每因进食鱼虾或受凉后病情加重。2015 年 4 月回邯郸休假，来门诊针灸治疗。

现症见患者面色红，有痤疮色红，腹、背起鲜红色扁平疹，大如拇指指甲，遇凉、遇热均痒，搔抓即连成片，伴胃脘胀满不适，纳少，眠佳，二便调，舌质红，苔白略腻，脉滑。

诊断：荨麻疹。

辨证：热积胃肠。

治则：健脾祛风，清热止痒。

处方：风门、肺俞、脾俞、曲池、外关、合谷、血海、委中。

操作：上穴常规针刺，平补平泻，留针 30 分钟，每日 1 次。

治疗 3 次，皮疹色淡，瘙痒减轻；治疗 10 次皮疹消退，诸症皆无，患者休假到期，返回成都。嘱其勿食鱼虾，注意保证睡眠。

案 2：赵某，女，45 岁，于 2015 年 3 月 1 日初诊。

主诉：全身风团样皮疹 10 余年，加重 1 个月。

现病史：患者 10 余年前汗出受风后出现发热、咳嗽等外感症状，经输液愈后开始出现全身风团样皮疹，瘙痒明显，夜间及受凉风后加重，经我市某三甲医院皮肤科诊为荨麻疹，给予西替利嗪、氯雷他定、钙剂等药物对症治疗，停药即反复，其间多处中药治疗，疗效也不稳定，甚至服用时加重，如此反反复复 10 余年，患者失去治疗信心。1 个月前食羊肉后症状加重，风团逐渐蔓延，融合成片，夜不能寐，应用抗组胺类药物对症无效，需注射地塞米松或口服泼尼松等糖皮质激素暂时控制数小时，患者惧怕激素副作用而来诊。

患者停用药物 2 天，现瘙痒剧烈，不时抓挠，可见面部红肿，全身泛发淡红色风团皮疹融合成片，上有抓痕。舌红瘦，苔薄黄,脉细数。

诊断: 荨麻疹。

辨证: 风邪外束,郁热于里。

治则: 疏风解表,清热达郁。

处方: 曲池、合谷、血海、膈俞、大椎、天井、风市。

操作: 均用泻法,每日1次,10次为1个疗程,每疗程间隔3日。

二诊(2015年3月9日):患者治疗首次针刺大椎、合谷行针调气时出现微微汗出,随即感觉瘙痒减轻,治疗3次后症状开始明显减轻,皮疹面积减少,头面红肿消,现已停用激素10天,夜晚仍有加重趋势,但较前好转,舌红,脉细略数。去合谷,加三阴交,余同前。

三诊(2015年3月19日):症状基本消失,刺激皮肤时偶有痒感,但无风团出现,夜寐也安,舌淡红苔薄白,脉和缓。间日治疗1次以巩固。

四诊(2015年4月2日):诸症消失,停针观察,嘱少食辛热之品,清淡饮食,避风寒。

随访6个月未复发。

案3:钱某,女,36岁,于2007年7月11日初诊。

主诉: 下肢风团样皮疹15天。

现病史: 患者15天前淋雨后出现下肢皮肤瘙痒,搔抓后随即出现风团斑疹,随后几日适逢连续阴雨天气,患者皮疹、瘙痒呈逐渐加重趋势,自行服抗过敏药"息斯敏"后略有减轻,数小时后旋即瘙痒更甚,10余日来每遇潮湿即症状加重来诊。

现双下肢皮肤可见抓痕结痂,风团高出皮肤,较皮肤略发白色,躯干及上肢无瘙痒及风团皮疹。伴疲倦乏力,便溏畏寒。舌胖有齿痕、质淡，苔白润，脉濡。

诊断：荨麻疹。

辨证：脾虚湿阻，寒湿外袭。

治则：健脾利湿，温阳散寒。

处方：大椎、合谷、三焦俞、脾俞、肾俞、委阳。

操作：均用补法，每日1次，5次为1个疗程。

二诊（2007年7月16日）：经治疗5次，风团偶有发作，发作时痒也不甚，疲乏无力感减轻，大便仍溏。去大椎，加天枢、足三里。

三诊（2007年7月25日）：荨麻疹症状完全消失3日，精力倍感充沛，大便成形。舌质淡红，略有齿痕，苔薄白，脉弱。针刺停，嘱服人参健脾丸10天善后。

随访3个月未复发。

按语：荨麻疹又称为"风疹块""瘾疹"。《医宗金鉴》云："此证俗名鬼饭疙瘩，由汗出受风，或露卧乘凉，风邪多中表虚之人。"多由风热、血热、湿热、食积引起，在过去卫生条件较差时期，寄生虫也是常见因素之一。

案1患者自幼生活在北方，因工作在成都生活2年余，其体质喜燥恶湿，加之饮食俱辛辣，外湿久留体内，脾之运化不力，聚而发于肌表。治疗应以健脾祛湿，益气疏风清热为法。病在阳之阳（皮肤）者，取阳之合，故取手阳明大肠经之合穴曲池，具有疏风清热、解毒消肿、止痒作用，与合谷同用，善于开泄，既可疏风解表，又能清泻阳明，曲池、合谷2穴属手阳明经，主气，曲池走而不守，合谷升而能散，故凡瘾疹无论外邪侵袭还是胃肠积热者皆可用之，为清理上焦之妙穴，取风门、肺俞、脾俞健脾祛风化湿，委中、血海理血和营，取"治风先治血，血行风自灭"之意。

案 2 患者,病发 10 余年,中西药杂投毫无寸功,而改为针刺后十数次即愈,究其主要原因在于前医辨证不清。患者病发外感,治疗应驱邪于外,然输液后外邪入里化热,外邪束表,郁热于里,治疗当火郁发之。方用手阳明经合谷、曲池和足太阴经的血海,以及足少阳经的风市,以疏通三经之经气而泄风热于外;取血之会穴膈俞,清血分之郁热,取大椎散郁清热,故首次治疗时即汗出症减,三焦经之合穴天井,以通调上、中、下三焦之气机,三焦气畅则一身郁热难存,同时合谷配天井可祛头面之风热,消面部热肿。二诊去合谷,加三阴交为外邪去而血不足,取之重在养阴补血,合血海也有"治风先治血,血行风自灭"之意。

案 3 患者,素体脾虚,湿气内阻,适逢阴雨连绵,寒湿外袭,内外湿邪合和而病发。湿性趋下,寒湿郁于肌表,故风团皮疹现于下肢,湿邪为病最易缠绵难愈,变生诸证,所幸患者患病时日尚短,故急当健脾利湿,温阳散寒,标本同治,恐生他变。方用大椎穴总督督脉阳气,内合肾俞通肾阳,外应合谷固卫阳,阳气强则阴霾散;取脾俞、肾俞脾肾双补,健脾益气,温阳化湿;三焦俞、委阳疏调三焦气化,使水液畅运而湿邪自去,正所谓"治湿不利小便非其治也"。二诊外表湿寒得解,唯内湿便溏未除,加天枢、足三里加强健运脾胃,症状消失,故效。

6. 神经性皮炎

案 1:师某,男,59 岁,于 2014 年 10 月 10 日初诊。

主诉:后颈部皮疹,色红瘙痒 1 月余。

现病史：患者无明显诱因于后颈部出现 5cm×7cm 大小红色丘疹，瘙痒。曾外用氟轻松乳膏，皮疹略有消退，停药后病情加重，遂求针灸治疗。

现症见患者项后皮疹色红，表面粗糙，皮肤增厚，按之较硬，痒，面积 5cm×7cm。纳食佳，睡眠可，小便调，大便略干，舌质红，苔薄黄，脉数。

既往史：甲状腺功能亢进症病史 10 余年。

诊断：神经性皮炎。

辨证：风热侵袭。

治则：祛风清热，止痒。

处方：阿是穴、风池、膈俞、曲池、委中。

操作：阿是穴沿皮损周围向中心围刺，余穴常规针刺，每日 1 次，留针 30 分钟。委中穴点刺放血，隔日 1 次。

治疗 10 余次皮损消退，食辛辣食物、搔抓后仍痒，不红。继治疗 10 余次皮疹痊愈。随访 2 个月无复发。

案 2：张某，男，40 岁，于 2016 年 5 月 12 日初诊。

主诉：全身瘙痒 10 余年，加重 1 年。

现病史：患者 10 年前无明显原因出现颈项、躯干及四肢对称性瘙痒，未加注意。后逐渐发展至全身瘙痒，伴皮肤增厚改变，经某三甲医院诊为神经性皮炎，给予糖皮质激素软膏、抗组胺类药物、钙剂等对症治疗，病情逐渐呈加重趋势。患者为卡车司机，瘙痒发作时因剧痒而影响驾驶，近年手抓已不解其痒，常随身携带钢丝刷，刷至皮肤出血方暂解其痒。四处求医，中西药叠用效果不佳而来诊。

现症见全身皮肤除面部外均可见抓痕，有血痕及血痂，皮损呈肥厚、苔藓样改变，瘙痒为阵发性剧痒，夜晚尤甚，影响睡眠。情绪易激动,伴有心烦,便秘,大便3日1行,舌暗红、苔厚腻,舌下有瘀斑,脉滑实数。

既往史:既往健康,无过敏史,无其他疾病。

诊断:神经性皮炎。

辨证:湿热内蕴,血脉瘀阻。

治则:清热祛湿,活血通络。

处方:①针刺:合谷、曲池、血海、大椎、三阴交、行间、阿是穴。②中药:白鲜皮15g,薏苡仁30g,败酱草50g,制附子3g。10剂,水煎服,每日1剂。

操作:诸穴用泻法,阿是穴取重处叩刺拔罐,每日1次,10次为1个疗程,每疗程间隔2日。嘱忌食辛辣,避免情绪激动。

二诊(2016年5月24日):治疗3日后即开始好转,夜晚瘙痒明显减轻,患者甚为欣喜,今日观皮损苔藓开始变薄,抓痕减少,未见出血,大便1日1行,舌苔白厚,脉滑有力,原方同上。

三诊(2016年6月4日):瘙痒继续减轻,皮损继续变薄,已可见正常皮肤纹理,夜晚基本不影响睡眠,舌苔略白腻,脉滑。因患者急于赴外地,停针带中药20剂以观疗效。

四诊(2016年6月26日):患者出差20余天,病情基本稳定,今日饮食辛辣后瘙痒有反复,继续针刺、中药治疗,嘱清淡饮食,避免情绪激动。

五诊(2016年7月6日):瘙痒基本消失,皮损增厚、苔藓消失,肤色基本正常,可见色素沉着,脉舌可。停针,中药10剂巩固疗效。

随访1年未见复发。

按语：本病属于中医学"牛皮癣""顽癣""摄领疮"范畴，《外科正宗》中记述："牛皮癣如牛项之皮，顽固且坚，抓之如朽木"；《诸病源候论》记之："摄领疮……生于颈上痒痛，衣领拂着即剧，云是衣领揩所作，故名摄领疮也。"该证常见青壮年发病，多与情绪、饮食等因素有关，常反复发作，为阵发性剧痒，夜晚尤甚，影响睡眠且迁延难愈，故患者痛苦较大。治疗该证应注重辨证施治，临床常见郁、湿、火、燥、风等致病因素。

案1 治疗在皮损局部阿是穴围刺，可疏通局部经络，祛风泻火，化瘀止痒；项后是神经性皮炎的好发部位，风池位于项后，是足少阳胆经和阳维脉的交会穴，治头风外感风邪，既可宣通局部气血，又可祛风止痒，清泻肝胆郁火；神经性皮炎，多属血虚血热之证，曲池搜周身风邪，膈俞、委中皆为调理血分之要穴，且膈俞为血会，委中为血郄，刺出血可清血热、降大肠膀胱热，四穴合用既可祛风止痒，又可凉血解毒，取"治风先治血，血行风自灭"之意。

案2 患者全身泛发10余年，皮肤苔藓样化实如牛皮之厚，瘙痒之甚已手抓不能解其痒，来诊时述自家院子的三棵老枣树已经被自己蹭痒到光滑无皮，随身携带装修钢丝刷一把，常刷至皮肤出血方可暂得缓解，患者痛苦至几欲自杀。脉证合参病属湿热内蕴，血脉瘀阻，治当清热祛湿，活血通络。湿热为病，前人虽有"如油入面，胶结难开"之论，但病情并不复杂，奈何10余年久治不愈？清代名医徐灵胎说："一病必有一主方，一方必有一主药。"此肌肤甲错、湿热内蕴、血脉瘀阻，非《金匮要略》薏苡附子败酱散而何为？方中薏苡仁利湿缓急止痒，败酱草清热解毒、化瘀排脓，附子小量，以热引凉药通经络、入病灶，加白鲜皮以皮治皮，清热燥湿，祛风解毒，并有通血脉之效。针刺用合谷配三阴交气血双调,行气活血,和营通络,曲池配血海清热凉血,疏风止痒,泻三阳、督脉之会大椎,清阳郁之热,该病多与情绪有关,故泻足厥阴肝经荥火穴之行间,有釜底抽薪之意;取阿是穴重处叩刺拔罐,以蠲血分之郁热、皮肤之风邪而除痒。针药合用,组方严谨,直捣病穴,故10余年疾病应手取效。

| 7. 湿疹

案1: 郑某,女,1岁6个月,于2018年7月9日初诊。

主诉: 头面、口周丘疹、糜烂6个月。

现病史: 患儿6个月前无明显原因于头面、口周等多处皮肤处出现丘疹、糜烂伴有渗出黄色液体。经某三甲医院皮肤科诊为:婴儿湿疹。外用药对症治疗后(用药不详),效果不明显。加之患儿伴有纳呆、拒食等症来诊。

现症见患儿消瘦,腹大,头发枯黄、焦稀,面色黄欠光泽,头面皮肤多处可见丘疹、糜烂,上有黄色结痂,口周甚,皮损发红。患儿时时搔抓皮损处。叩之腹胀,问之患儿有拒食、便秘、哭闹不宁、夜寐不安等症。唇舌色红、苔白厚,指纹色紫。

诊断: 湿疹。

辨证: 脾虚食停,积热传肺。

治则: 健脾消积,清热利湿。

处方: 脾俞、胃俞、肝俞、下脘、足三里、阴陵泉、四缝、合谷、神门、曲池。

操作: 四缝点刺放血,左右手各1次,共治疗2次。余穴平补平泻,点刺不留针,每日 1 次,5 次为 1 个疗程。

二诊(2018 年 7 月 14 日):四缝穴点刺 2 次后,患儿纳食开始好转,余穴治疗 5 次后皮损红肿开始消退,渗液减少,上有结痂,患儿搔抓得减,舌淡红,苔白略厚,指纹红。去神门,余穴不变。

三诊(2018 年 7 月 19 日):患儿面色渐有红润,纳食馨,无腹胀等不适,皮疹渗液、糜烂消失,有鳞屑覆盖,少有搔抓,舌淡红,苔白,指纹淡红。去肝俞、下脘、阴陵泉、合谷,隔日治疗 1 次。

四诊(2018 年 7 月 29 日):共治疗 20 日,患儿皮疹消退,面色红润,活泼健康,无哭闹不安等症,舌正苔薄白,指纹淡红,病愈停针观察。嘱注意合理喂养,避免积食。

半年后见患儿体胖活泼,发泽光亮,湿疹未再复发。

案 2:杨某,女,42 岁,于 2017 年 4 月 2 日初诊。

主诉:十指指甲脱落 2 年。

现病史:患者 2 年前开始不明原因出现指甲凹凸不平,变脆易裂,逐渐出现甲床分离,经皮肤科会诊并按甲癣治疗数月无效,且有逐渐加重趋势,后经北京某三甲医院皮肤科病理确诊为"指甲湿疹"。对症治疗 2 个月无明显疗效转诊中医。

现症见体质偏瘦,面黄发枯,十指指甲基本脱落,部分残留指甲干枯、脆裂,伴有眼睛干涩,疲乏,多梦,大便干燥,3 日 1 行,月经量少。舌红瘦,苔薄白,脉细数。

诊断:湿疹。

辨证:肝血虚。

治则:补养肝血。

处方:①针灸:肝俞、肾俞、脾俞、足三里、血海、三阴交。

②中药:黄芪 30g,熟地 15g,生地 15g,当归 15g,川芎 12g,白芍 12g,鸡血藤 18g,木瓜 9g,炙甘草 9g。水煎服,每日 1 剂。

操作:补法,每日 1 次,15 次为 1 个疗程。

二诊(2017 年 4 月 18 日):经上述针药结合,患者面色红润,睡眠已安,眼睛干涩及疲乏无力感均有减轻,大便 1 日 1 行,略偏干。指甲尚无明显变化,舌淡红,苔薄白,脉虚。守方同前。

三诊(2017 年 5 月 6 日):诸症好转,指甲根部可见长出新甲约有 2mm,无脆裂。针灸改为隔日 1 次,中药不变。

四诊(2017 年 7 月 6 日):患者治疗 3 个月,全身症状消失,新生指甲长势良好,甲面光泽饱满,无凹凸脆裂。嘱停止治疗,注意观察。

6 个月后随访,患者指甲恢复正常。

按语:湿疹一证,临床多缠绵难愈,中医学记载的"旋耳疮""奶癣""肾囊风""四弯风"等均属本病范畴。临床该病多以湿热辨证论治者多,获效固有,然不效者比比皆是,究其原因多为固守"湿热"之弊,临证应注重中医之整体观和辨证论治。上述 2 例湿疹,案 1 为脾虚食停,中焦积热,循经上传于肺,现于皮毛。故治疗以健脾消积为主,积去热消,有釜底抽薪之意。案 2 为少见型湿疹,多处治疗无效,非是诊断不清,实由辨病不辨证所致,该患虽经病理诊断为湿疹,但临床表现一派肝血不足症状,肝藏血,其华在甲,肝血不荣,甲失所养,故变脆易折,逐渐脱落。方用肝俞、血海补肝养血,如《玉龙歌》曰:"肝家血少目昏花,宜补肝俞力便加";肝肾同源,精血一家,故补肾俞为虚则补其母;脾俞、足三里健脾补气,脾胃为气血生化之源,血从气生;三阴交一穴调肝、脾、肾三经,补之益精、养血、健脾。结合中药当归补血汤、四物汤合方加味，精血同补，气血同治，故疗效满意。

8. 带状疱疹

案 1：张某，男，54 岁，于 2012 年 5 月 11 日初诊。

主诉：左胁部起疱疹伴剧烈疼痛 2 天。

现病史：患者近 1 周连续熬夜、饮酒，4 天前出现左胁部疼痛不适，未加注意，2 日前疼痛加剧并出现成簇状水泡，沿胁肋由前至后背呈带状分布，于某三甲医院抗病毒治疗 2 日，效果不明显来诊。

现症见精神可，面红，口苦。查左胁肋可见成簇状疱疹，沿 9、10 肋间呈带状分布，疱色鲜红，周围皮肤红肿，舌红，苔黄腻，脉弦数。

诊断：带状疱疹。

辨证：肝胆湿热。

治则：清热利湿，疏肝利胆。

处方：肝俞、胆俞、支沟、环跳、阳陵泉、阿是穴（皮损局部及疱疹发展的头部、尾部）。

操作：肝俞、胆俞、支沟、阳陵泉用泻法，阿是穴三棱针点刺后拔罐出血少许，每日 1 次。刺环跳使针感如触电样沿经顺畅传达至足尖。

二诊（2012 年 5 月 12 日）：治疗 1 次，当晚疼痛即减，睡眠得以改善，效不更方，继续治疗 6 次。

三诊（2012 年 5 月 18 日）：经治疗 1 周，患者疱疹已经消退，疼痛消失，舌正、脉可，口苦消失，停针嘱患者清淡饮食，忌酒以善后。

随访3个月未复发。

案2：殷某，女，72岁，于2013年12月20日初诊。

主诉：右臂带状疱疹后遗留疼痛1个月。

现病史：患者1个月前右臂尺侧出现疱疹，沿手少阴心经分布，疼痛剧烈，伴有体倦、发热，于某社区卫生服务站诊为"带状疱疹"，输液治疗，以抗病毒、清开灵为主。4日后热退，疱疹逐渐消失，但病处疼痛越发剧烈，经多处中西药清热解毒、止痛方法治疗月余，效果不佳，前来求治针灸。

现症见痛苦面容，左手轻托右臂，外覆毛毯来诊，右臂不敢穿衣，衣物稍碰触病处即疼痛剧烈，平时疼痛成阵发性，夜间加剧，以致夜不能寐。查患处疱疹已经消退，皮肤可见由极泉到小鱼际布满疱疹后色素沉着斑。口干溲热，舌红瘦，苔少，脉虚数。

诊断：带状疱疹后遗症。

辨证：阴虚火旺，毒热内蕴。

治则：滋阴清热，散毒通络。

处方：①针灸：极泉、阿是穴（沿手少阴心经排刺）。②麦味地黄丸，9g蜜丸，早晚各1丸。③茶饮方：麦冬15g，石斛10g，蜂蜜50g，每天1次代茶频饮。

操作：刺极泉使针感如触电样沿经顺畅传达至小指尖，阿是穴用泻法，每日1次。

二诊（2013年12月21日）：治疗当晚即疼痛大减，睡眠得以改善，余症同前，效不更方。

三诊（2013年12月27日）：治疗7次，患者欣喜告知疼痛消失，有时有麻痒感，口干、溲热消失，舌淡红，苔薄白，脉虚。

继续治疗 3 次，诸症消失停针刺，继服麦味地黄丸 2 盒善后。随访 6 个月未见复发。

按语：带状疱疹，中医称"蛇丹""火丹"，现代医学认为是病毒感染性疾病，中医学认为多属肝胆火旺，湿热蕴蒸。该病病机属热邪重者，疱疹多见于上半身，往往疼痛也较剧烈；湿邪重者疱疹多见于下肢，多痒痛互见。但总以至虚之处为留邪之处，临床需辨经与辨证相结合，可事半功倍。经临床观察，该病针灸治疗效果良好，且不易留后遗症。

案 1 患者发病前连续熬夜、饮酒，致使正气不足，毒热内蕴，病发左胁肋，口苦，舌红，苔黄腻，脉弦数。辨证属肝胆湿热，方用肝俞、胆俞泻肝胆之湿热，为祛病之源；支沟为手少阳五输穴之经（火）穴，疏利三焦，聪耳利胁，善治缠腰火丹、丹毒；阳陵泉为足少阳胆经合穴，《灵枢·四时气》："邪在腑，取之合"。肝郁气滞、肝胆湿热、肝胆实火等引起的病证，恒用本穴效果良好；取阿是穴皮损局部及疱疹发展的头部、尾部，三棱针点刺后拔罐出血，可有效地引邪外出，控制病情的进一步发展；环跳用通经络法，使针感沿经传导，振奋经气，祛邪外出，取"经络所通，主治所及"之意。治疗该病，只要辨证准确，手法得当，临床往往可一次病减，数次即愈。

案 2 患者年高体衰，素体阴虚，加上治疗失宜，过用寒凉药物，致使遏伏其火，邪毒内陷，皮肤疱疹虽然消失，而疼痛越发加重。患者素体阴虚火旺，复感毒热之疾，加上病发手少阴心经，心为火脏，同气相求，两火相遇，疼痛甚烈。针刺用极泉气至病所，使针感沿心经顺畅达到指尖，振奋病患之经，祛邪外出；阿是穴沿经排刺，用泻法引邪外出；药用麦味地黄丸及茶饮方，滋阴养血，缓急止痛，属标本兼治法；针药结合，组方严谨,手法独特,考虑全面,故棘手之患,1次病减,7次获愈。观全方之中未用蜈蚣、全虫等治痛之品,而重用蜂蜜滋阴甘缓为君,是"轻、柔、中和"治病思想的具体体现。通过该例可以看出,《素问·至真要大论》病机19条中"诸痛痒疮,皆属于心"对该病证有诊断及指导治疗的双重意义。该患者阴虚火旺,心阴亏损,复感毒热外袭,治当滋阴散火,火郁发之。奈何寒凉过度,冰伏其火,致使疱疹随邪热内陷,病痛加重,好在挽救及时,治疗得当,使患者免受疼痛之苦。

六、五官科病证

1. 近视

田某,女,9岁,于2013年8月11日初诊。

主诉:视力下降、视物不清1年,加重2个月。

现病史:患儿近2个月因学习紧张、劳累等原因视力下降较快,眼镜由300度升至500度,裸眼视力4.0。伴面色萎黄,头发干枯无光泽,纳食差,形体瘦弱。小便调,大便干,舌质淡,苔薄白,脉细弱。

诊断:近视。

辨证:气血不足。

治则:健脾益气,通经活络明目。

处方:①百会、上星、太阳、鱼腰、四白、阳白、合谷、足三里、阴陵泉、三阴交、光明。②中气法。

操作:2组穴位交替使用,轻柔浅刺法,每日治疗1次,每周治疗4~5次。

患儿坚持针灸治疗 1 个月后，视力未再下降，面色红润，头发色黑且有光泽，纳食增多。

又继治疗 2 个月，患儿诉坐在后排亦能看清老师的板书，查裸眼视力 4.3。患儿因上学改为每周治疗 3 次，又继续治疗 2 个月，患儿视力明显好转，查裸眼视力 4.8。且体质较前强壮，近几个月未发感冒。嘱患者注意用眼卫生，平时多做眼保健操。随访 6 个月，视力维持在 4.8。

按语：近视是以视近物清晰，视远物模糊为临床特征的眼病。古称"能近怯远症"。近视的发生常与禀赋不足、劳心伤神和不良用眼习惯有关。本病病位在眼，肝经连目系，心经系目系，肾为先天之本，脾为生化之源，故本病与心、肝、脾、肾关系密切。近视多因先天禀赋不足，后天发育不良，劳心伤神，使心、肝、脾、肾气血亏虚，加上用眼不当而致，基本病机是目络瘀阻，目失所养。

患儿素体瘦弱，纳食差，为中焦脾土不足，胃不受纳、脾不运化，则后天失养。治疗予针灸中气法取穴为主，加局部取穴以明目通络。光明为足少阳胆经络穴，与肝相通，可疏通眼络，养肝明目。三阴交为足三阴经交会穴，具有滋阴健脾作用，有气血两补之功。足三里为足阳明胃经合穴、下合穴；阴陵泉为足太阴脾经合穴，"合治内府"，两穴具有健脾和胃之功。诸穴共用，调补中气以养后天，配以明目之法治疗，效果甚佳。

2. 甲状腺相关性眼病

亢某，女，63 岁，于 2016 年 8 月 16 日初诊。

主诉：眼球突出伴复视 18 个月。

现病史：患者 2 年前出现甲状腺功能亢进症状，服西药（甲巯咪唑）控制。1 年半前开始出现眼痛、复视，继则出现头痛、恶心、呕吐，并伴有眼睑下垂，眼球突出，眼球转动欠灵活等症，经某眼科医院会诊，测眼压升高（数值不详），确诊为：甲状腺相关性眼病。住院给予球后注射激素等共治疗 6 个月，未见任何好转。并发现血糖升高，空腹血糖：9.16mmol/L，白细胞减少，WBC（白细胞）：2.2×10^9/L，加用胰岛素后血糖接近正常值，但白细胞依然减少，并继发四肢乏力、脘腹胀满、食欲不振，大便稀溏，每日 3~4 次。后又多处治疗依然效果不明显，前来求治中医一试。

现症见患者精神萎靡，面色无华，语声低微。双眼外突，眼睑闭合不全，上睑下垂，以右侧为重，眼球转动不灵活，视物复视，眼球憋胀，头痛，头晕，恶心，呕吐，纳呆，身体乏力，今日空腹血糖：7.5mmol/L，WBC：2.1×10^9/L，舌淡苔白厚，脉弦细。

诊断：甲状腺相关性眼病。

辨证：肝旺脾虚。

治则：疏肝健脾。

处方：上星、百会、头临泣、四神聪、攒竹、阳白、太阳、球后、睛明、养老、光明、足三里、阴陵泉、三阴交、合谷、太冲。

操作：足三里、阴陵泉、三阴交用补法，球后、睛明得气即可，不提插捻转，余穴用泻法。10 次 1 个疗程，疗程间隔 3 天。

二诊（2016 年 8 月 28 日）：患者治疗 2 次后即感到眼球较前舒适，5 次后复视、头痛、头晕好转，恶心、呕吐消失，今日观察上睑下垂开始恢复，守方同上。

三诊（2016 年 9 月 8 日）：患者治疗 15 次后头痛、头晕、恶心、呕吐消失，复视明显缓解，眼突近 3 日亦见恢复，但仍感乏力明显,化验 WBC: 3.1×10^9/L,空腹血糖: 7.2mmol/L,舌淡苔白,脉弦弱。调方,去上星、百会、头临泣、四神聪、合谷、太冲,加中气法。

四诊(2016 年 9 月 20 日):患者纳食渐馨,乏力好转,眼突继续好转,复视几乎消失。针刺守方继治,加服补中益气汤。

五诊(2016 年 10 月 26 日):患者共治疗 2 个月余,四诊时加服补中益气汤 20 剂,现除眼球略有外突外,余症基本消失,眼睑闭合自如,面色红润,纳食得馨,体重增加 3kg,化验 WBC: 5.3×10^9/L,空腹血糖: 5.6mmol/L,舌淡红,苔薄白,脉弦缓,停针观察。

随访 1 年未见复发。

按语:根据患者病情,中医辨证为肝旺至极,肝木克土,故病机为肝旺在先而脾虚在后,治疗必当先泻肝旺之本,故首取督脉上星泻之,清上焦之热,尤擅去头目之火,更取百会为诸阳之会,位居至高之巅,火性上炎,泻之诸阳炎上之热随之而去;取胆经头临泣为实则泻其腑,四神聪为经外奇穴,功擅平头痛、头晕,泻合谷、太冲为开四关对穴,一气一血,刺此对穴有一穴开而百脉开之效;取攒竹、阳白、太阳、球后、睛明为眼球周围诸穴,合养老、光明刺之擅治眼病诸疾;补足三里、阴陵泉、三阴交健脾益气,和肝养血;三诊邪去正虚渐现,去泻实诸穴,加中气法健补中焦,四诊加服补中益气汤 20 剂,针药结合,健脾益气,患者逐渐气足体丰,化验白细胞计数及血糖也逐渐恢复并保持正常。纵观治疗,辨证正确,处置得当,急则治其实,亦为其本;缓则治其虚,亦为其标,虽与常规急则治其标,缓则治其本有所区别,然实为紧扣病机,以人为本也。

3. 青光眼

张某,女,71岁,于2016年4月10日初诊。

主诉:发作性目痛、头痛1年,伴左目失明6个月。

现病史:患者平素情绪抑郁、易怒,1年前不明原因出现发作性目痛、头痛,左侧较重。疼痛剧烈时伴有恶心、呕吐,每次发作20~40分钟即可自动缓解,发作无规律,可1日数次或1~2个月发作1次,某三甲医院多次行脑MRI、颈椎MRI、脑电图检查,未见异常,血压及生化检查均正常,按"焦虑症"给予抗焦虑药及对症治疗无效。如此发作5个月后,左目视力明显下降,邀眼科会诊,经眼底检查和眼电生理检测,诊断为:"视神经萎缩",测视力:右眼为4.7,左眼为4.3。查房角无异常,住院进一步观察时,适赶上眼痛发作,急测眼压右眼:24.4mmHg,左眼:80mmHg。确诊为"青光眼"。但每次发作时间为20~40分钟,而且发作毫无规律,发作过后双眼压均恢复至正常范围,因此无法治疗劝出院。出院后多处中西医治疗无果,发作依然持续,左目逐渐失明,来诊。

现症见消瘦身材,面色青黄,视力右眼:4.2,左眼:0,喜嗳气,述平时两胁胀满不适,每次病情发作时多与情绪有关,详问发作经过得知,每次发作自觉有股气从小腹上攻至心下、左锁骨,然后上攻至左目,开始眼痛、头痛。纳呆,睡眠差,大小便正常,舌红苔少,脉弦硬。

既往史:既往体健,无高血压、白内障等病史。

诊断:青光眼。

辨证:肝气郁结,冲气上逆。

治则：疏肝解郁，平冲降逆。

处方：①针灸：太冲、三阴交、气海、期门、章门、太阳、睛明、球后、上星。②中药：当归 10g，川芎 10g，半夏 12g，黄芩 10g，葛根 25g，白芍 10g，生姜 12g，桑白皮 20g，甘草 10g。水煎服，每日 1 剂。

操作：平补平泻，每日 1 次，7 次 1 个疗程。

二诊（2016 年 4 月 18 日）：嗳气及两胁胀满减轻，近 1 周病情稳定未发作，脉弦有和缓之象，上方继用。

三诊（2016 年 4 月 25 日）：治疗 2 周，胁胀、嗳气消失，纳食馨，睡眠可，患者自觉从未有过的舒畅感，面有光泽，病情稳定，舌淡红，苔薄白，脉略有弦意，只可惜视神经萎缩短期已无法恢复，停针刺，中药 7 剂巩固。

随访 1 年未复发。

按语：青光眼是一组以特征性视神经萎缩和视野缺损为共同特征的疾病，为全球第二位致盲眼病，严重威胁人类的视觉健康。该病具有一定的遗传倾向，且病理性眼压增高是其主要危险因素。该例患者病情蹊跷，数月未能确诊，一度被诊为"焦虑症"给予精神类药品，患者苦不堪言，有口难辩。直到视力明显下降，方确诊为青光眼，但鉴于眼压呈短时间、发作性升高，又无计可施。来诊时只求止痛为盼，否则将要行眼球摘除术。脉证合参，证属肝气郁结，冲气上逆，方用太冲平肝降逆，三阴交养血柔肝；气海穴为元气之海，笔者认为此正气为邪气所用，同气相求，故气海穴为治疗该病君穴，施针时要注重该穴的针下调气；期门为肝的募穴、章门为脾的募穴，经气汇聚于此，调之使之疏泄条达；太阳、睛明、球后、上星诸穴疏利头目，通经活络。配合中药奔豚汤共奏疏肝解郁，平冲降逆之效。

4. 中心性浆液性视网膜炎

案 1： 户某，男，50 岁，于 2016 年 6 月 29 日初诊。

主诉： 右目视物不清 15 天。

现病史： 患者在麦收季节连续熬夜收割小麦，在一次连续 60 多个小时未睡眠情的况下，出现右目视物昏渺、弯曲变形，急诊于某眼科医院，眼底造影诊为：右目中心性浆液性视网膜炎。给予活血化瘀、营养支持等输液，并配合某中成药（院内制剂），对症治疗 10 天无明显疗效，经朋友推荐来诊。

现症见体型偏胖，眼睑浮肿，右目中心视力差，视物变形，视直为曲，测视力：右眼为 4.2，左眼为 5.0。伴有体倦乏力，便溏，小便不利，舌胖大有齿痕，苔白腻，脉缓。

既往史： 既往有高脂血症。

诊断： 中心性浆液性视网膜炎（右）。

辨证： 脾阳虚损，水湿上泛。

治则： 温阳健脾，利湿明目。

处方： ①针灸：中气法、足三里、脾俞、肾俞。②中药：茯苓 30g，猪苓 10g，白术 15g，泽泻 12g，桂枝 6g，枸杞子 15g，车前子 18g。7 剂，水煎服，每日 1 剂。

操作： 中气法按要求操作，余用补法。每日 1 次，7 次为 1 个疗程。

二诊（2016 年 7 月 7 日）： 今日复诊，述针刺第 1 次时，针毕即有尿意，急解小溲已甚通利。现右目视力较前清晰，测视力：右眼为 4.4，左眼为 5.0。视直为曲尚有，便溏好转，余症渐有恢复，守方同上。

三诊(2016年7月15日):治疗2周,右目视物清晰,视直为曲已不明显,测视力:右眼:4.8,左眼:5.0。睑肿好转,大小便正常,脉和缓,舌略胖、苔薄白,患者急于回乡,停针带药10剂巩固,嘱避免劳累,定期复诊。

患者于1个月后复诊,视力恢复正常,随访6个月无复发。

案2:高某,女,47岁,于2016年8月5日初诊。

主诉:左目视物不清、变形1个月。

现病史:患者1个月前患感冒发热,对症治疗感冒过程中出现左目视物不清,视小为大,经某三甲医院眼科眼底检测:左目黄斑区可见水肿、渗出,诊为:中心性浆液性视网膜炎(左)。经对症治疗10余天无效来诊。

现症见消瘦体质,面色萎黄,平时情绪不稳,易怒,口苦,易胃痛、反酸、嗳气。伴有左眼视物不清,视小为大,中心视力差。测视力:右眼为5.0,左眼为4.5。舌红苔薄白,脉左弦。

既往史:既往有慢性胃炎史。

诊断:中心性浆液性视网膜炎(左)。

辨证:脾虚肝郁,肝木克土。

治则:疏肝健脾,解郁明目。

处方:①针灸:中气法、印堂、太冲、三阴交、足三里。②中药:党参24g,姜半夏12g,柴胡15g,黄芩10g,白芍30g,生麦芽30g,枸杞子15g,生姜6g,大枣3枚,炙甘草6g。10剂,水煎服,每日1剂。

操作:中气法按要求操作,余用平补平泻法。每日1次,10次为1个疗程。

二诊(2016年8月16日):视物昏渺好转,变形减轻,胃纳好,近日无口苦、胃痛、反酸。测视力:右眼为5.0,左眼为4.7,

脉弦已有和缓之象,针药中的,效不更方。

三诊(2016年8月27日):面色红润,神清气爽,自觉诸症良好,测视力:右眼:5.1,左眼:4.8。视小变大略有,舌正,脉和缓,针灸方去太冲、印堂,加球后、睛明、太阳。中药方去生麦芽,加沙苑子30g。

四诊(2016年9月6日):诸症痊,测视力:右眼为5.1,左眼为5.0。视物变形消失,停针药,嘱用眼卫生,保持心情舒畅。

随访6个月未复发。

按语:中心性浆液性视网膜炎为眼科常见病症,属中医学"视瞻昏渺""视直为曲"范畴,本病多单眼发病,病位累及黄斑区范围,患者一般预后良好,少数治疗不当会留下黄斑区永久性瘢痕,影响中心视力明显。限于该病的发病部位局限,临床辨治应和脾脏关系密切。

案1患者,素体脾虚,加之连续熬夜后,久视伤血,脾气愈虚,脾不生血,致使血不养目,水湿复上泛,虚实夹杂,病发于目。方以温阳健脾,利湿明目为治,中气法健运中焦,斡旋左右,升清降浊,标本兼治,大气流转,湿邪乃去,故针毕即小便通利。加多气多血之足阳明经合穴足三里益气养血,脾俞、肾俞温阳健脾,温火暖土,脾肾双补。中药以五苓散加枸杞子、车前子通阳利水,健脾明目,该例针药合用,取效甚捷。

案2患者,平时肝郁脾虚,素有胃痛、反酸、嗳气等肝强脾弱之象,适值外感,正气益虚,复加情绪因素,致使外邪入里,肝脾不和,内外兼失,方用中气法解表清里,健脾解郁,加印堂调和情志,宁心安神,太冲平肝解郁,三阴交健脾养血,柔肝明目,足三里健胃益气,中药以小柴胡加味,和解少阳,疏肝明目，二诊后肝郁诸症大好，减太冲、生麦芽等，以免克伐肝胃之气；加眼周诸穴，通经活络，以期加强明目之功。

以上两例，一例以脾虚为主，水湿上泛为标；一例以脾虚肝郁为主，外邪内侵为标，总病位在脾，总治则在调气，故案1健脾养血不忘疏利水湿，案2补脾柔肝不忘和解祛邪，此同病异治也。

5. 眼干燥症

案1：孙某，男，12岁，于2017年4月11日初诊。

主诉：眼睛干涩2个月，加重10余天。

现病史：患者经常熬夜写作业，2个月前出现眼睛干涩、流泪、疲劳，家长未加注意，近10天来眼睛干涩加重，影响正常上课，经市眼科医院检查，测泪液双目为："0"，诊为"眼干燥症"。给予"玻璃酸钠滴眼液"等对症治疗，效果不佳来诊。

现症见双眼干涩，结膜充血，不时瞬目，指尖微颤，大便干，舌红苔少，脉弦细数。

既往史：既往体健，无类风湿、干燥综合征等疾病。

诊断：眼干燥症。

辨证：肝虚风动，血不养目。

治则：柔肝息风，养血润目。

处方：①针灸：太冲、太溪、三阴交、血海、睛明、攒竹、太阳。②中药：石斛10g，玉竹10g，白芍18g，当归10g，菊花6g，决明子15g，石决明18g，生地15g，山茱萸10g，甘草6g。水煎服，每日1剂。

操作：太溪、三阴交、血海用补法，余用泻法强刺激。每日

1次,10次为1个疗程。

二诊(2017年4月22日): 治疗1周后,眼睛有湿润感,瞬目亦减,便干好转,原方继用。

三诊(2017年5月5日): 昨日检测泪液分泌,右眼:15mm,左眼:10mm。患儿症状基本消失,结膜充血好,无干涩不适,舌淡红,苔薄白,脉和缓。停中药,针灸同前。

四诊(2017年5月16日): 患儿诸症消失,今日检测泪液分泌,双眼:18mm,嘱其注意用眼卫生,禁食辛辣,停针观察。

随访6个月未见复发。

案2: 户某,男,70岁,于2017年5月9日初诊。

主诉: 眼睛干涩9个月。

现病史: 患者9个月前无明显原因出现眼睛干涩、疲劳,视物模糊,并逐渐加重,经市眼科医院诊为:眼干燥症,晶状体轻度混浊,测泪液右眼:3mm,左眼:5mm。给予玻璃酸钠滴眼液、杞菊地黄丸等对症治疗1个月,无明显效果来诊。

现症见面色晦暗而浮,形寒肢冷,腰膝酸软,小便频数,目干涩,视物昏花,脚踝肿,以右侧为甚,舌淡胖有齿痕,苔白润,脉沉弱。

既往史: 既往前列腺肥大,无类风湿、干燥综合征等疾病。

诊断: 眼干燥症。

辨证: 肾气虚损,气不布津。

治则: 温肾益气,气化生津。

处方: ①针灸:肾俞、命门、太溪、气海、睛明、攒竹、太阳。②中药:制附子(先煎)10g,肉桂5g,熟地24g,山药18g,山茱萸18g,茯苓12g,泽泻3g,丹皮6g。水煎服,每日1剂。

操作: 肾俞、命门、太溪、气海用补法,余用强刺激手法,每日1次，10次为1个疗程。

（2017年5月20日）：患者治疗后，眼睛干涩好转，腰膝酸软、形寒肢冷、下肢肿等症均有好转，原方继用。

三诊（2017年5月30日）：昨日检测泪液分泌，右眼：12mm，左眼：15mm。眼睛疲劳、干涩症状基本消失，视物较前清晰，腰膝有无力感，舌淡红有齿痕，苔薄白，脉沉。

针灸及中药加减共治疗2个月，复查泪液分泌正常，诸症基本消失，停针药观察。

半年后随访诸症可。

按语：眼干燥症是近年眼科临床较为多见的病症，属中医"目干涩""目劄"等范畴。随着电子产品的兴起与广泛应用，以及大众普遍用眼增多，眼干燥症的发病必将呈上升趋势。现代医学尚无有效的治疗办法，中医学通过辨证施治，在治疗该病上有绝对优势。

案1患儿，病起肝血不足，《黄帝内经》说："肝开窍于目，目得血而能视"，津血同源，肝血不足，目津匮乏，双目失却濡养，而致干涩诸证；血虚风动，风火相煽，而现结膜充血、瞬目、指尖颤抖等症。治用睛明、攒竹、太阳疏通局部气血，眼周诸穴用强刺激手法引经达气，使之诱导泪液分泌，太冲平肝息风，太溪、三阴交、血海生精养血，取精血同源之意。配合酸甘化阴、柔肝息风的中药，针药结合，标本兼治。

案2患者，年逾古稀，诸证合参，病属肾阳不足，气化失司，津液失却气化蒸腾，水液失运，不能上乘濡养目窍，则目窍干涩，停留于下则水肿。余证如腰膝酸软、形寒肢冷等皆属肾阳、肾气不足，失却温煦、充养之故。治疗方用肾俞、命门、气海温阳益气，取肾经之原太溪，有阴中求阳之意；睛明、攒竹、太阳强刺激手法引经达气，使之诱导泪液分泌。中药方用金匮肾气丸加减为汤，补肾益气，针药相合，以补针灸之不逮。病虽属干燥证，治以温热为用，方证合拍，虽古稀之年，取效亦佳。

6. 重症视疲劳

牛某，女，40岁，于2018年3月5日初诊。

主诉：眼睛疲劳痛楚、目不能睁1个月，加重1周。

现病史：患者1个月前无明显原因出现眼睛疲劳痛楚，并逐渐加重，经某三甲医院眼科检测眼压、眼底、视力及泪液等均正常，结合临床诊为："重症视疲劳"。给予多种眼药水（用药不详）及活血明目等中成药治疗20余天无效，近1周患者双目疲劳痛楚加重，目欲睁不能，甚是痛苦，前来求治针灸。

现症见闭目锁眉，十指按压眼眶，述眼球及眼眶疼痛，波及头部，昼夜不休，痛苦异常。伴有口苦、口干，睡眠较差，平时烦躁易怒，脾气暴躁，视其结膜、角膜无充血，测眼压、视力均在正常范围，检眼镜检测视盘，未见异常，舌红瘦、苔白，脉弦数。

既往史：既往体健，无面肌痉挛、屈光不正等病史。

诊断：重症视疲劳。

辨证：肝郁气滞。

治则：疏肝理气，解郁明目。

处方：合谷、太冲、太溪、三阴交、阳陵泉、印堂、睛明、攒竹、太阳、承泣。

操作：平补平泻，每日1次，7次为1个疗程。

二诊（2018年3月13日）：患者针刺次日视疲劳即有明显缓解，现症状缓解大半，睡眠、情绪亦随之好转，患者信心大增。

三诊（2018年3月21日）：今日复诊，诸症痊，患者喜笑颜开，脉略有弦意，舌淡红、苔薄白，嘱其注意用眼卫生，停针观察。

3个月后携其爱人来就诊，知其视疲劳未复发。

按语：视疲劳属中医"肝劳"范畴，多由用眼过度引起，临床较为常见，但此例患者症状如此严重，实属罕见。患者起病急，虽无明显原因，结合发病部位、临床表现，以及伴有口苦、口干、睡眠较差、情绪不稳等四诊合参，证属"肝郁气滞"，肝主筋，开窍于目，气滞肝郁，筋脉不舒，拘急以为病，治疗方用太冲、合谷平肝理气；太溪、三阴交益精补血，滋水涵木，柔肝润筋；筋会阳陵泉，一切拘挛筋急证候，取之均有良效；印堂调神宁志，心安神舒则缓急；取睛明、攒竹、太阳、承泣乃疏通局部气血经络，解郁结而明目。诸穴合用，养精血、和气血、疏肝郁、柔筋脉，针刺治疗桴鼓相应。

7. 咽痛

案1：宋某，女，35岁，于2012年5月20日就诊。

主诉：咽喉疼痛、音哑3天。

现病史：患者感冒致咽喉肿痛，吞咽时痛剧，声音嘶哑，伴胸闷憋，喉间痰鸣。曾口服"阿莫西林、金嗓子喉片"无明显好转。

现症见其咽痛，憋闷感，声嘶，咳嗽，痰少色白，纳差，眠可,二便调,舌质淡红,苔薄白,脉细。

体格检查: 咽部充血,扁桃体不大。听诊气管有痰鸣音,支气管、两肺呼吸音清,无啰音。

诊断: 咽喉肿痛。

辨证: 外感风热。

治则: 清热利咽,消肿止痛。

处方: 廉泉、旁廉泉、天突、风池、曲池、外关、合谷。

操作: 针用泻法,留针25分钟。

二诊: 治疗2次觉肿痛明显减轻,吞咽无疼痛。

三诊: 治疗5次无咽痛,声音嘶哑明显减轻。

四诊: 共治疗7次,诸症全无,告愈。

案2: 朱某,女,31岁,于2015年8月初诊。

主诉: 咽喉痒痛、欠爽1年余。

现病史: 患者咽喉痛痒,有如气堵,时欲吭咯,每于夜间、劳累后加重,伴咽喉分泌物多,常清嗓,曾口服抗生素、中药效果不佳。

现症见咽痛、咽痒,时欲清嗓吭咯,时有鼻塞,伴头痛、头晕,纳可,眠差,二便调,舌质淡红,苔薄白,脉弦细。

体格检查: 血压正常,咽部充血,色紫暗,扁桃体不大。两肺呼吸音清。

诊断: 慢性咽炎。

辨证: 肺肾阴虚。

处方: 廉泉、旁廉泉、天突、列缺、外关、合谷、三阴交、太溪、照海、太冲。

操作: 上穴针刺平补平泻法,留针30分钟,每日1次。

二诊: 治疗5次,患者咽喉较前清爽,分泌物减少,时有咽痛。

三诊：治疗 10 次，患者咽痛咽痒明显减轻，无鼻塞，痰少色白，头痛头晕明显减轻。

继续治疗 10 次痊愈。随访 3 个月无复发。

按语：咽喉肿痛是以咽喉红肿疼痛、吞咽不适为主症的一种病症。中医学因其形状似乳头或蚕蛾，故称其为"乳蛾"。扁桃体炎相当于中医学"乳蛾"的范畴，急性扁桃体炎相当于"风热乳蛾"，慢性扁桃体炎相当于"虚火乳蛾"。临症无论急、慢性咽炎，针刺效果均佳，且见效快，副作用少。局部取穴以利咽，天突可宽胸下气，如《针灸精粹》曰"天突降诸气"。对外感风热咽痛以风池治头风、外感风邪。合谷泻诸热气，"清气分及头面诸窍之热"。曲池、外关、合谷为清热组方。虚火咽痛则应滋阴降火，疏肝理气为法。合谷、太冲为四关穴，清肝火、理气机，配三阴交、太溪滋阴降火利咽，列缺、照海为八脉交会穴，共同合于肺系、咽喉，加强滋阴降火利咽之力。

故咽痛之证实则清热降火、虚则滋阴降火，局部取穴配以远端辨证取穴，较之药物治疗显效快、副作用小。

8. 咽鼓管炎

李某，男，56 岁，于 2011 年 8 月 16 日初诊。

主诉：左侧耳部周围疼痛 6 个月余。

现病史：患者 6 个月前无明显诱因，突然出现左侧耳部持续性疼痛，并连及左侧牙齿、面部，疼痛呈跳痛状，夜间加重，难以入睡。伴有张口困难，咀嚼不能用力，牙齿不能合拢，自述不知是牙齿带的耳朵痛，还是耳朵带的牙齿痛。多家医院反复检查未能确诊,对症消炎、止痛效果不好,后经北京某三甲医院耳鼻喉科确诊为:咽鼓管炎。给予激光、理疗、抗菌消炎治疗1个月无效,经亲戚介绍来邯求治。

现症见患者痛苦面容,以手捂脸走进诊室,查左面部皮色无异常,无红肿,近来疼痛难以合齿,咀嚼困难,夜间疼痛加重,严重影响睡眠,舌红苔薄黄,脉浮数。

诊断:咽鼓管炎。

辨证:风热外袭,经络不通。

治则:疏风清热,通络止痛。

处方:风池、翳风、上关、下关、听宫、听会、巨髎、迎香、足三里、内庭、合谷、太冲、中渎。

操作:泻法。每日1次,留针30分钟。

二诊(2011年8月23日):患者治疗1次即疼痛减轻,治疗3次疼痛几乎消失。今日患者诸症若失,张口自如,叹为称奇,巩固2次,返京工作。

随访3个月未见复发。

按语:该症临床较少见,且不易确诊,但由于解剖关系,一旦患病,患者往往疼痛异常,或可伴有眩晕。脉证合参,该例患者病属风热外袭,闭阻经络,致使经络郁阻,不通则痛。方用风池、翳风、上关、下关、听宫、听会、巨髎、迎香疏散局部表郁之热,取"火郁发之"之理;取足三里、内庭、合谷泻胃腑上蒸之内热,取釜底抽薪之意;取肝经输穴太冲,平肝息风,清热止痛,防同气相求,外风引动内风;取经络所过之胆经中渎,祛分肉之寒气,除痹痛之不仁,该例虽非寒郁,用温通之穴,意在加强散郁之功效,如诸寒凉药中佐一温药也;《针灸甲乙经》:"寒气在分肉间,痛上下,痹不仁,中渎主之"。以上方术,组方上辨证精确,理法严禁,内外合治,上下呼应,刺法上以实证急治,俱用泻法为原则,故半年痛楚,5 天得痊。

│9. 灼口综合征

案 1:张某,女,62 岁,2007 年 4 月 21 日初诊。

主诉:口腔、舌体麻木、烧灼感半年余。

现病史:患者无明显诱因出现口腔黏膜、舌体麻木、烧灼样感觉,味觉消失。曾在市某医院口腔科就诊,未予诊断,给予局部封闭及自行转舌运动 2 周无效。又至北京进一步诊治,诊断为"灼口综合征",具体治疗不详,亦无效。于 2007 年 4 月 21 日至门诊要求针灸治疗。

现症见患者口腔黏膜红,无分泌物,舌红,苔薄白,脉弦细数。

诊断:灼口综合征。

证型:胃阴虚火旺。

治则:清热凉血,祛瘀通络。

取穴:三透三排刺。上关透下关,颧髎透颊车,地仓透大迎。点刺金津、玉液,舌面左、中、右排刺。廉泉、旁廉泉、曲池、合谷、三阴交、太冲。上穴酌情交替使用。

针刺 6 次症状有所好转,治疗 20 次,热感、烧灼感、麻木感均明显好转。患者出国探亲半年后回来,又继续针治 17 次病愈。随访 7 年未复发。

案 2:李某,女,56 岁,于 2011 年 6 月 27 日初诊。

主诉:左面部、口腔烧灼麻木 1 年余。

现病史:患者 1 年多前无明显原因出现左半部颜面、眼睑、口腔、舌头烧灼样疼痛、麻木，并逐渐加重，近 6 个月感觉左侧面部如同异人，饮食味觉亦显著下降。1 年多来经多家医院头颅、颈椎 CT、MRI，全颌曲面断层片等多项检查，均无明显异常。对症给予理疗、激光、局部封闭、口服激素、营养神经药等均无效果。20 天前于北京某三甲医院口腔科经各项理化检查，确诊为：灼口综合征。住院对症治疗 20 天（用药不详）无效。经朋友介绍求治于针灸。

现症见患者痛苦面容，自述左面部及口腔、舌面烧灼样疼痛、麻木，味觉几乎丧失，余无所苦，舌淡苔薄白，脉弦细无力。

诊断：灼口综合征。

辨证：肝郁脾虚。

治则：疏肝解郁，健脾养血。

处方：①透穴：上关透下关，颧髎透颊车，地仓透大迎。②直刺：曲池、外关、合谷、足三里、阴陵泉、三阴交、太冲、廉泉、金津、玉液、舌体阿是穴。

操作：透穴组用透刺法，金津、玉液点刺放血，舌体阿是穴点刺。每日 1 次，10 次为 1 个疗程，疗程间隔 3 日。

二诊（2011 年 7 月 9 日）：治疗 10 次，症状略有好转，味觉恢复明显，纳食开始转馨，脾运开始得健，守方如前。

三诊（2011 年 7 月 22 日）：患者治疗 15 次时，症状开始明显好转，今日复诊烧灼感消失，麻木感及知觉减退尚在恢复中，去金津、玉液，余不变。

四诊：（2011 年 8 月 4 日）：诸症基本消失，舌淡红、苔薄白，脉弦细，停止治疗。

随访 1 年未复发。

按语：灼口综合征是以口腔内不同部位疼痛为主要表现，

由精神性因素为主所引起的常见病,也可视为心身疾病或"心身综合征"。引起口腔内疼痛或异常感的病因较多,主要有局部器质性因素、全身性因素以及精神性因素。中医对本病称为"舌痛"。《灵枢·经脉》说:"主脾所生病者,舌本痛"。但古代文献对舌痛的论述不是很多,一般从"火"认识,分虚、实两端,以虚火为多。《杂病源流犀烛》说:"病之无形总是火,但疼不肿是也"。中医学认为,心开窍于舌,脾开窍于口;十二经脉中,除足太阳膀胱经外,均直接循行或通过分支交会于唇、舌、颊、齿龈等处,其中手少阴心经支脉系舌本,足少阴肾经循喉咙至舌根两侧,足太阴脾经连舌本、散舌下,手少阳三焦经经筋分支由颊入系舌本;肝主筋、主疏泄气机,舌为筋肌之体,肝与舌关系密切。舌痛的病机,以火为主,火分虚实,在本病以虚火为主。其他病机亦可引起:①心火上炎:脏腑郁热内蕴,以致心火壅盛,上炎口舌,发为本病。②肝火上灼:情志失调,肝气郁结,气郁化火,上灼口舌,发为本病。③虚火上灼:肾阴亏损,虚火内生,上灼口舌,发为本病。④肝郁脾虚:肝郁则气滞,气机不利;肝郁犯脾则气血生化乏源,口腔失养,故肝郁犯脾,发为本病。⑤气阴两虚:气为阳,舌体阴而用阳。气阴两亏,舌失所养,口腔不利,发为本病。⑥气滞血瘀:经脉痹阻,不通则痛,病及口舌,导致本病。

案1 患者属胃阴虚火旺,治以清热凉血,祛瘀通络。采用三透三排刺治疗,乃增强局部气血疏通,郁去则火消,加辨证体针治疗,疗效显著。

案2 患者属肝郁脾虚,治以疏肝解郁,健脾养血。故治疗仍以上关透下关,颧髎透颊车,地仓透大迎,增强局部气血疏通,郁去则火消,点刺金津、玉液、舌体阿是穴,火郁发之;"面口合谷收",取手阳明经合谷、曲池疏通面部气机;上焦如雾,以开为顺,取三焦经外关清头面热疾;无木不起火,水涵木不枯,取肝经太冲泻之,肾经太溪养之,一虚一实,一补一泻,均为治本之法;余穴廉泉、足三里、阴陵泉、三阴交养阴健脾,扶正祛邪。如此透法、直刺、点刺、放血结合进行,开上滋下,水火同治,标本兼顾,数理并行,所以起效。

10. 颞颌关节功能紊乱

于某,男,52岁,于2016年9月8日初诊。

主诉: 右侧下颌关节疼痛、张口困难2个月余。

现病史: 患者2个多月前因食用坚硬食物,致右侧下颌关节疼痛,张口尤甚,只能吃软食,曾到某三甲医院口腔科治疗,医生建议热敷,未见效果。慕名前来求助针灸治疗。

现症见右侧下颌关节疼痛,张口、大声说话及咀嚼食物时疼痛加剧,下颌关节处无红肿,因疼痛而不敢食,睡眠可,二便调,舌质淡红,苔薄白,脉细。

诊断: 颞颌关节功能紊乱。

辨证: 气滞血瘀,经络阻滞。

治则: 舒筋活血,通络止痛。

处方: 下关、颊车、阿是穴、合谷。

操作: 平补平泻法,留针30分钟,下颌关节部位加TDP神灯照射,每日1次。

二诊(2016年9月14日): 下颌关节疼痛已经明显减轻,张口幅度增大,已能吃一些稍硬的食物,继续上法治疗。

三诊(2016年9月20日): 下颌关节疼痛已完全消失,张口、饮食均恢复正常,巩固治疗3次,停针。

共针15次,疾病痊愈,随访3个月,未见复发。

按语:足阳明之脉循颊车,上耳前,过客主人;足少阳之脉从耳后入耳中,出走耳前,至目锐眦,此二脉交会于耳前颧弓下的下关穴,下关穴是手三阳和足少阳经筋之所过,又是足阳明经筋之所结,《素问·痿论》曰:"宗筋主束骨而利关节也。"颊车是手三阳和足阳明经筋之所过,2穴相配舒筋活络,是治疗本病的主穴。配局部的阿是穴加强舒筋活络之作用,合谷穴为四总穴之一,"面口合谷收",二者相配增强止痛的作用。局部加用TDP神灯,可温通经络,镇痛消炎。

11. 鼻炎

案1:李某,女,38岁,于2012年4月6日初诊。

主诉:鼻塞,喷嚏频发,鼻不闻香臭2年余。

现病史:患者2年前感冒痊愈后遗留鼻流浊涕,不闻香臭,伴鼻塞不通,鼻痒,喷嚏频频等证。2年来间断发作,每遇风冷则易发,伴气短懒言,面色萎黄。曾口服"抗生素""鼻炎片"等药物,效果不佳,求治于我处。

现症见鼻塞鼻胀,鼻痒,不闻香臭,喷嚏时作,头痛,饮食尚可,睡眠差,气短懒言,四肢倦怠,面色萎黄,舌质淡胖,苔薄白,脉虚弱无力。白天轻,夜间加重,处于室内及睡眠时加重。

诊断:变应性鼻炎。

辨证:脾气虚弱,肺气不宣。

治则:健脾益气,宣肺开窍。

处方：百会、通天、印堂、迎香、中气法、合谷、足三里。

操作：迎香向鼻根部刺，余穴常规针刺，施以补法。

二诊（2012年4月9日）：治疗3次，患者鼻塞、鼻痒减轻，喷嚏减少。

三诊（2012年4月17日）：治疗10次诸症明显减轻，平卧基本无鼻塞，嗅觉改善明显。

四诊（2012年4月30日）：经治疗20次病告痊愈。

随访2年未复发。

案2：李某，女，48岁，于2011年3月12日初诊。

主诉：鼻塞，鼻流浊涕，嗅觉减退3年余。

现病史：患者初因感冒后引发鼻流黄浊涕，不闻香臭，伴鼻塞不通。曾在某医院诊断为："慢性鼻窦炎"，口服"抗生素""鼻炎康"等药物，流浊涕减轻，仍鼻塞不闻香臭。

现症见其鼻塞，鼻流黄浊涕，不闻香臭，头重胀伴头痛，纳、眠佳，二便调，舌质红，苔黄腻，脉滑数。

诊断：鼻窦炎。

辨证：脾胃湿热。

治则：清热健脾，通利鼻窍。

处方：百会、通天、印堂、迎香、合谷、阴陵泉、内庭。

操作：迎香向鼻根部斜刺，余穴常规针刺，施以泻法。

治疗5次患者鼻塞减轻，浊涕减少；治疗12次诸证明显减轻，嗅觉改善明显；治疗30次病告痊愈。随访2年未复发。

按语：鼻炎是临床常见病，中医学称之为鼻鼽和鼻渊，包括现代医学的变应性鼻炎、血管运动性鼻炎以及急慢性鼻炎、鼻窦炎等。

案1患者为变应性鼻炎，属于中医学之"鼻鼽"，常反复发作，以鼻塞、鼻痒、喷嚏、鼻流清涕等为主症。本病呈季节性、阵发性发作，亦可常年发病。本病发生常与正气不足、外邪侵袭等因素有关，病位在鼻，与肺、脾、肾三脏关系密切，基本病机是肺气失宣，鼻窍壅塞。常见类型有肺气虚寒、脾气虚弱、肾阳亏虚等。本例患者鼻塞，不闻香臭，喷嚏时作，睡眠差，气短懒言，四肢倦怠，面色萎黄，舌质淡胖、苔薄白，脉虚弱无力。证属脾气虚弱，治病求本，以足三里、中气法健脾益气、扶正祛邪，百会位于颠顶，风邪袭人，上先受之，取之可祛散风邪，清利头目；通天穴归足太阳，外感六淫之邪，首犯太阳，故通天可散风清热，宣肺利窍；迎香夹于鼻旁，印堂位于鼻上，均是治鼻要穴。合谷为手阳明经原穴，迎香、印堂近部取穴，远近相配，可收宣肺开窍之功。诸穴合用，扶正祛邪，鼻窍通利。

案 2 患者中医学称之为鼻渊，是以鼻流腥臭浊涕、鼻塞、嗅觉减退为主症的一种病证，重者又称"脑漏"。《素问·气厥论》说"胆移热于脑，则辛频鼻渊。"本病见于鼻炎后期，鼻塞重而持续，流涕缠绵不愈，鼻涕黄浊而量多，嗅觉减退，头昏闷重胀。百会位于颠顶，风邪袭人，上先受之，取之可祛散风邪，清利头目；通天穴归足太阳，外感六淫之邪，首犯太阳，故通天可散风清热，宣肺利窍；迎香夹于鼻旁，印堂位于鼻上，均是治鼻渊要穴。合谷为手阳明经原穴，迎香、印堂近部取穴，远近相配，可收宣肺开窍之功。阴陵泉健脾除湿，内庭清泻胃热，二穴相配健脾清热利湿。治病求本，故多年病证应手而瘥。

12. 耳鸣、耳聋

案 1：陈某，男，42 岁，于 2011 年 7 月 21 日初诊。

主诉：突发耳鸣 10 天。

现病史：患者因工作中与同事发生矛盾，出现失眠、心烦，继则伴发耳鸣，耳鸣呈"轰隆轰隆"样声音。曾于市某三甲医院耳鼻喉科就诊，诊为"神经性耳鸣"，予营养神经药物治疗，未见明显效果。近日患者又觉听力下降，经人介绍来诊。

现症见其失眠，心烦，左耳鸣，听力下降，偶有头痛，纳少，小便黄，大便干，舌质红，苔薄黄，脉弦数。

诊断：耳鸣。

辨证：肝火上扰，壅塞耳窍。

治则：清泄肝火，通络开窍。

处方：耳门、听宫、听会、翳风、头六针、中渚、太溪、行间。

操作：以上诸穴常规针刺，用泻法，每日1次，留针30分钟。

二诊（2011年7月26日）：针刺治疗5次，耳鸣有所减轻，仍心烦，睡眠改善不明显，加神门、三阴交以镇静安神。

三诊（2011年8月2日）：耳鸣明显减轻，听力恢复正常，睡眠明显改善。效不更方，继续治疗。

四诊（2011年8月12日）：共针刺20次，耳鸣消失，睡眠恢复正常，病告愈。

随访1年耳鸣未复发。

案2：王某，女，52岁，于2015年12月12日初诊。

主诉：左侧耳鸣，闷胀2个月余。

现病史：患者2个月前因劳累发作左耳鸣，听力下降。曾在市某专科医院诊断为神经性耳聋，住院治疗1个月，无明显好转。继在北京某中医院药物、针灸治疗20余天，略有好转。为求继续针灸治疗来诊。

现症见患者左耳鸣持续，听力下降明显，左耳内闷胀感，噪声大时诸证加重，伴心烦、失眠、纳差，二便调。舌质淡，舌苔薄白,脉细无力。

诊断：耳鸣。

辨证：肝肾亏虚。

治则：益肾填精。

处方：耳门、听宫、听会、百会、头六针、中渚、太溪、足临泣。

操作：以上诸穴以补法轻刺治疗。每日1次,留针30分钟。

二诊（2015年12月24日）：治疗10次,耳鸣减轻,闷胀感减退,睡眠改善。

三诊（2016年1月6日）：治疗20次,耳鸣基本消失,仅注意力集中于耳朵时方觉有耳鸣,耳内无闷胀感,听力好转,左耳可以接听电话。

继续治疗10余次,诸证痊愈。随访半年未复发。

按语：耳鸣、耳聋是指听觉异常的两种症状。耳鸣以自觉耳内鸣响为主症,耳聋是以听力减退或丧失为主症,耳聋常由耳鸣发展而来,两者在病因病机及针灸治疗方面大致相同,故常常合并论述。

案1患者因工作中的琐事着急而引起失眠、心烦,继而引发耳鸣如潮、便干、舌红、脉弦数等症。怒伤肝,肝胆风火上逆以致少阳经气闭阻,少阳闭阻不通则耳窍失荣而发为耳鸣。耳门、听宫、听会、翳风四穴开窍聪耳,为治耳疾要穴;头六针、中渚梳理少阳气机,与行间相配清肝泻火,太溪为肾经原穴,滋水涵木以降火。

案2患者为慢性进行性耳鸣发作,持续性耳鸣、舌淡、苔白、脉细无力证属虚证。肾开窍于耳,肾精亏虚无力滋养耳窍,则耳为之苦鸣。治以益肾填精之法。太溪为肾经原穴,功能滋养肾精,填精益髓。耳鸣治疗取局部穴位耳门、听宫、听会,气通耳内,具有聪耳启闭之功。百会、头六针安神定志、补益脑髓。足少阳胆经从耳后入耳中,出走耳前,取少阳胆经输穴足临泣,梳理少阳经气,手少阳经输穴中渚泻三焦火而清耳窍。诸穴合用,共奏益肾填精,聪耳通窍之功。

七、其他病证

1. 肥胖症

刘某,女,29岁,于2015年4月1日初诊。

主诉:肥胖2年余。

现病史:患者2年前因怀孕出现体重增加、肥胖,产后3个月体重不减反而逐渐增加,体检有高脂血症、高胆固醇血症,经服用某减肥药、节制饮食、增加运动等均无效。

现身高160cm,体重78kg,腹围90cm。舌淡白,苔腻,脉滑。

诊断:肥胖症。

辨证:痰湿阻滞。

治则:健脾利湿,化痰消脂。

处方:中气法、关元、气海、曲池、合谷、足三里、丰隆、阴陵泉。

操作:以上穴位均平补平泻法,每日1次,留针30分钟。

二诊(2015年4月24日):治疗20次后体重减轻5kg。

三诊(2015年5月22日):再治疗20次后又减6kg,腹围减少10cm。手臂、大腿均匀减瘦,身体自觉轻盈很多,精神饱满，面色红润。嘱继续针灸5次，注意饮食，少吃油腻性食物，加强体育锻炼。

半年后随访无反弹现象。

按语：肥胖症是临床常见症状，过度肥胖容易引起人体内分泌失调，属于亚健康状态，针灸减肥是按照中医辨证论治的观点，依照理、法、方、穴，通过针刺调节五脏六腑以增强功能，使人体在正常状态下转化和利用体内多余的脂肪，使肥胖者不感觉到疲劳，面色红润，精力充沛。曲池、合谷、天枢均属阳明经，可疏通阳明经气，通调肠胃，并调节三焦之疏通水道、运化水液功能；阴陵泉为足太阴脾经合穴，丰隆是足阳明胃经的络穴，通足太阴脾经，为化痰要穴，2穴合用健脾利湿，化痰消脂；中气法，其功能和胃气、化湿浊、理中焦、调升降，配足三里能化湿行滞，健脾调中；关元、气海共温壮下焦，使寒水得化，水津四布则脂去痰消。

2. 黄褐斑

李某，女，35岁，于2015年4月2日初诊。

主诉：面部大片色斑5个月余。

现病史：患者于5个月前面部出现大片色斑，面色发暗，法令纹明显，眼角鱼尾纹重。曾用多种去皱、祛斑护肤品，均无效。2014年11月到2015年2月，在某中医院中药治疗3个月余，效果不佳。

现症见口唇紫暗，面黄无华，月经量少，色暗，经期腰膝酸软疼痛，心烦，纳食可，大便稀，小便短黄，舌质暗，苔薄黄，脉弦。

既往史：曾在 2011—2014 年间做过 3 次人工流产手术。

诊断：黄褐斑。

辨证：肝肾阴虚。

治则：滋补肝肾。

处方：阳白、太阳、颧髎、脾俞、肝俞、肾俞、中脘、足三里、三阴交、太溪。

操作：补法，每日 1 次，每次留针 30 分钟。每隔 2 日加背部走罐。

二诊（2015 年 4 月 14 日）：治疗 10 次后面部色斑部分淡化，面色日渐红润有光泽。

三诊（2015 年 4 月 21 日）：治疗 15 次后月经量可，二便调。

四诊（2015 年 5 月 8 日）：治疗 25 次后面部色斑基本消失，面色红润，舌质淡红，苔薄白。嘱停针观察。

半年后随访未复发。

按语：黄褐斑在临床上可由各种原因引发，在面部散发，部位不同，色素深浅、面积大小不一。如斑点位于面颊鼻区主要是肝气郁结所致；位于整个面部，口角色素较深，一般妇科病因素居多；斑点位于眼眶、颧骨，颜色较深乃至黑色，患者多有内分泌失调，肝肾亏损。

在本例病案中，患者屡次行人工流产手术，耗伤气血，损伤肝肾，取阳白、太阳、颧髎疏调经气，活血化瘀，改善局部营养，清除堆积废物。同时针对病因，重点应在调肝补肾，故取脾俞、肝俞、肾俞以滋补肝肾气血。中脘为任脉经穴、胃的募穴，足三里为足阳明胃经合穴，2 穴健脾胃、调气血，濡养面部气血。三阴交、太溪调经行气，补肾活血。背部为足太阳膀胱经循行所过之处，为背俞穴之所在，拔火罐可疏通背部气血，调整五脏六腑之功能。

3. 术后胃轻瘫

李某,女,48岁,于2013年8月6日初诊。

主诉: 结肠癌术后不能进食1个月余。

现病史: 患者1个月前反复出现大便秘结、腹胀、纳呆、消瘦,经某医院结肠镜检查提示肠道占位,病理诊为:乙状结肠癌。遂行手术切除病灶,同时做小肠体外造瘘。患者术后即出现胃脘胀满、纳呆、呕吐,每日须胃肠减压抽吸胃液2 500ml左右,置小肠营养管结合输营养液支持治疗2周无效,经推荐前来针灸一试。

现患者形体消瘦,面色萎黄,两目尚有神,鼻插胃肠减压管及小肠营养管,极度乏力,不能自行行走,自觉胃脘胀满,时时呕恶,知饥不能食。体格检查:腹凹陷,腹部手术刀口剑突下2cm至脐下5cm,位于腹中线左侧。扣至胃脘中脘穴时有抵触并拒按,肠鸣音弱,3次/min,舌质淡,苔白厚腻,脉细无力。

诊断: 术后胃轻瘫。

辨证: 脾虚痰阻,胃气上逆。

治则: 健脾化痰,和胃降逆。

处方: 中气法、内关、足三里、丰隆、阴陵泉、合谷。

操作: 采用轻柔浅刺手法,中脘穴用泻法,余穴用补法,每日1次,留针20分钟,腹部TDP照射。

二诊(2013年8月16日): 针刺治疗3次后,胃胀开始减轻,呕恶消失,肠鸣音增加,有矢气,胃肠减压排出胃液明显减少,每日约1 000ml。针刺至6次后自觉胃胀继减,可纳食小米粥200ml左右,但进食后胃胀会暂时加重。今日复诊,已治疗

10次，胃肠减压闭管24小时，于早晨去掉胃肠减压出院，当天进流食700ml，液体2 000ml。无明显胃胀、呕恶等不适感，舌淡红，苔白略厚，脉弱。继续按上方治疗10天。

三诊（2013年8月26日）：患者三天来已可进食鸡蛋羹、米粥等半流食。面色萎黄改善明显，体重增加1.5kg，乏力好转，行走自如，继续治疗10次后饮食基本正常，停针观察。

后每次化疗时，采用针灸治疗改善胃肠不适症状。随访半年纳食一直正常。

按语：胃轻瘫综合征是指以胃排空延缓为特征的临床症候群，多出现于胃肠手术之后，根据病因可分为原发性和继发性两种类型。本病主要表现为胃排空不能或延缓，常有腹胀不通，餐后上腹饱胀以及进食后上腹不适等症状，尤其是餐后数小时仍呕吐大量食物。中医认为此病多由术后中气大伤，胃气虚受纳无力，脾气虚运化无权，致脾胃虚弱，脾失健运，无力推动食物下行而致。

该例患者虽有手术损伤，消瘦明显，但精神未衰，双目尚有神，加之虽不能食而知饥，视其舌淡而苔厚腻，未见镜面舌等胃气衰败之象，故治疗得当，往往可挽救于顷刻之间。此证属脾虚痰阻，胃气上逆，其中脾虚为本，痰阻气机而胃气上逆为标，为虚实夹杂之证，值此危急之时，治当急则治标，但患者虚弱至极，故采用中气法加内关、足三里、丰隆、阴陵泉、合谷，标本同治，补泻兼施，以中脘穴为施穴重点，施以泻法，降其逆而不伤正，余穴用补法，脾健则实邪自运，此属《黄帝内经》"塞因塞用"法则。故用中气法斡旋中焦，升脾降胃，使逆乱气机得以复常为君；加内关、足三里健胃止呕为臣；丰隆、阴陵泉健脾化痰为佐；人身为一整体，万物归土而不复传，中焦气机逆乱，必致一身之气机逆乱，故加合谷通肺达肠，升清降浊调一身之气为使。诸穴合用，健脾化痰，和胃降逆。

4. 术后二便失禁

杨某，男，46岁，于2008年9月19日初诊。

主诉：大小便失禁20余天。

现病史：患者素有腰椎间盘突出症，经常腰腿疼痛，于8月26日在某按摩门诊行推拿治疗，由于手法较重，患者当即瘫痪在床，急诊入住某三甲医院，经腰椎MRI诊断为：$L_3 \sim S_1$椎间盘脱出，椎管狭窄。结合体征考虑神经受压严重，建议立即手术治疗。由于手术难度大，术前告知患者很有可能遗留大小便失禁等后遗症。术后患者即出现不能自主大小便，并伴有右下肢麻木无力，住院15天无明显改善。患者卧位在床，腰酸困不适，自汗神疲，右腿麻木不能站立，脚尖下垂并内翻，大小便不能自主排出，尤其小便时大便即失禁排出，右下肢肌电图提示：腓总神经重度损伤。舌胖、淡暗，苔白厚，脉沉弱而涩。

诊断：腰椎间盘突出术后后遗症。

辨证：脾肾气虚，经脉瘀阻。

治则：温补脾肾、通经活血。

处方：①肾俞、脾俞、命门、大肠俞、秩边、委中、三阴交、昆仑。②环跳、阳陵泉、足三里、悬钟、丘墟、解溪。

操作：刺环跳、秩边要求针感沿经络顺畅传至足尖，刺秩边同时要求针感传至肛门会阴处，余穴均平补平泻法。上两组腧穴交替应用，每日1次，10次为1个疗程，疗程间隔3天。

二诊（2008年9月30日）：患者治疗5次后大小便失禁开

始好转,现可自主大小便,腰酸困及右腿麻木逐渐好转,余症同前,守方如上。

三诊(2008 年 10 月 26 日):患者治疗期间症状持续好转,治疗 20 次后开始能下床活动,现已治疗 30 次,患者腰酸、腿麻及足尖下垂、内翻消失。已能正常上班,尚有右下肢无力感,守方继续治疗 20 次痊愈停针。

随访 6 个月未见复发。

按语:患者素有腰椎间盘突出慢性病史,腰为肾之府,久病属虚,复因按摩不当,暴力所伤,骤然加重,形成瘫痪在床,下肢麻木等症,手术解除压迫后诸症依然未能减轻,分析病因,结合病史及腰酸困不适、自汗神疲、舌脉等表现,病属脾肾气虚在先,瘀血痹阻经脉在后,形成虚实夹杂证候。治用肾俞、脾俞、命门、大肠俞、秩边、委中、昆仑健脾补肾,通经活络;取三阴经交会穴三阴交,活血化瘀和健脾养血、补肾并行;取环跳、阳陵泉、悬钟、丘墟、解溪疏通经络,升发阳气;取多气多血的足阳明胃经合穴足三里,培补后天,濡养宗筋,同时足三里还有除痹、导气下行之功,故治疗下肢疾患常欲加之,如《灵枢·四时气》"著痹不去,久寒不已,卒取其三里",《外台秘要》载:"凡人年三十以上,若不灸三里,令人气上眼暗,所以三里下气也"。该例取效神速之关键,除上述理、法、方、穴外,针刺手法至关重要,刺秩边除了要使针感顺畅传至足尖外,尚要让针感传至肛门和会阴处,此为治疗大小便失禁的不同刺法。